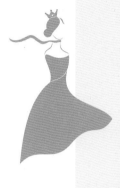

金紫亦 著

产后恢复：自然瘦气色好

江苏凤凰科学技术出版社·南京

图书在版编目（CIP）数据

产后恢复：自然瘦气色好 / 金紫亦著.—南京：江苏凤凰科学技术出版社，2023.01

ISBN 978-7-5713-3280-8

Ⅰ.①产… Ⅱ.①金… Ⅲ.①产褥期－妇幼保健 Ⅳ.①R714.6

中国版本图书馆CIP数据核字（2022）第200089号

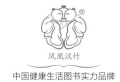

凤凰汉竹

中国健康生活图书实力品牌

产后恢复：自然瘦气色好

著　　　者	金紫亦
责 任 编 辑	刘玉锋
特 邀 编 辑	陈　旻
责 任 校 对	仲　敏
责 任 监 制	刘文洋

出 版 发 行	江苏凤凰科学技术出版社
出 版 社 地 址	南京市湖南路1号A楼，邮编：210009
出 版 社 网 址	http://www.pspress.cn
印　　　刷	南京新世纪联盟印务有限公司

开　　　本	720 mm×1 000 mm　1/16
印　　　张	11
字　　　数	200 000
版　　　次	2023年1月第1版
印　　　次	2023年1月第1次印刷

标 准 书 号	ISBN 978-7-5713-3280-8
定　　　价	49.80元

图书如有印装质量问题，可向我社印务部调换。

从90千克到54千克，
我的瘦身成功经验你也可以复制。

天生吃不胖是不是一种幸运？也许是。

那天生是个胖子就是一种不幸吗？未必。

我是金紫亦，是的，我原来是个胖子，而且是个大胖子。

我的故事

我是一个有着两个孩子的妈妈，大女儿已经上初中了，小女儿也已经上小学了。从小到大，"胖"这个字与我如影随形。尽管如此，在上大学以前，我一直是个快乐的胖子，胖这件事似乎从未给我造成过什么困扰。

在大学即将毕业的时候，身高172厘米的我，体重达到了70千克，个子高再加上胖，整个人显得壮壮的。也是在这个时候，我认识了我先生，之后就走上了恋爱、结婚、怀孕、生子的道路。

怀孕期间，我就像给自己开了一张特赦令，大赦嘴巴，想吃就吃，饮食上没有任何禁忌。在孕4月的时候，我已经增重15千克，胖得连脚脖子都看不到，到生产前体重达到了90千克。

也许因为本来就不是易瘦体质，更无法与天生的骨感美人相比，生产之后，我的体重并没有自然跌回原本的数值，而是一直维持在80千克左右。出了月子，有一次洗澡之后，我被镜子里自己的模样深深地刺痛了，这真的是我吗？在24岁、初为人母这一年，我从一个快乐的胖子，变成了一位不快乐的母亲。

改变，只在一瞬间

在孩子一周岁生日，全家准备出门欢庆的那一天，长久以来的烦躁压抑令我崩溃了——我找不到一套可以穿得上身的衣服，一件也没有！终于，我开始反思，我应该做出一些改变了。

解决方法，首先就是减肥。因为我想要的是一副健康美丽的身姿，所以最终决定寻求更踏实的减肥办法——运动。

我在运动上走过的弯路

一开始，我像很多运动新手一样，选择了在健身房办年卡，认为花点钱，把其他的事都交给别人去操心，是最省心的办法。如今回想，这段路走得相当艰难，除了身心俱疲和从钱包里实实在在花出去的钱外，我没有享受到运动带来的一丝快乐，也没有收获与花掉的金钱成正比的瘦身效果。

后来，我开始寻求节省时间的办法，那时网络上非常流行国外的健身操，动作简单，非常适合运动新手。因为协调能力不好，所以我就反复跳两套熟悉的操，从一开始中间需要休息很多次，到后来连续跳两套都不累，我感受到了自己体能的提高，我对自己有了更大的信心。于是我开始加大运动量，连续跳三套操甚至四套操，直到有一天把自己的腰跳伤了，彻底躺了一个月。

这两件事让我大受打击，也让我开始明白，在对自己的身体和科学合理的瘦身方式没有足够了解的情况下，盲目高强度训练只会让我走更多弯路。任何脱离生活原本轨迹的运动方式，都是不可坚持的，而无法坚持等于无法成功。

减肥三分练，七分吃

在经历了这两个阶段后，在学习营养师课程期间，我开始注意到一个曾经被我忽略的细节——吃的重要性，也就是"减肥三分靠练，七分靠吃"。

我改掉了以往不够合理的饮食习惯，弄清楚了哪些是真正高效的减肥食品，哪些则是应该避开的热量"炸弹"，产后的妈妈怎么吃才能既健康又快速地瘦身，哺乳期的妈妈有哪些需要注意的饮食原则……我将理论与自身实践相结合，总结出了一套营养瘦身双平衡的减脂饮食和产后有氧运动与肌肉训练相结合的方法。也正是这套方法，后来在"大蜜减脂营"帮助了40多万产后妈妈成功瘦身。

改变，
从任何时候开始都不晚。

诗人佩索阿说：
你不快乐的每一天都不是你的。
如果你不满于现状，
如果你想要一个不一样的自己，
现在就跟着我，行动起来吧！

金紫六
2022年11月

目录

第一章　经历生产，
你的身体亟待恢复

第二章 产后恢复训练，
躺着就能瘦

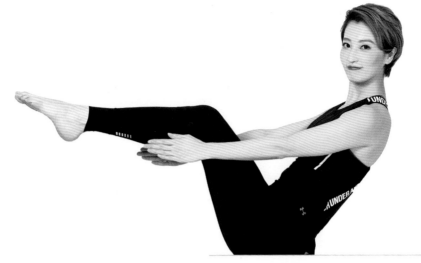

第三章 ## 14天打卡，
饮食+锻炼让你更瘦更美

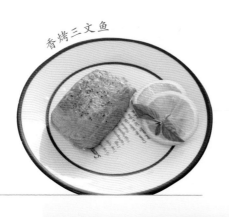

香烤三文鱼

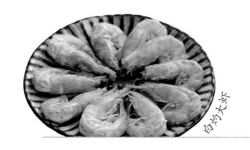

白灼大虾

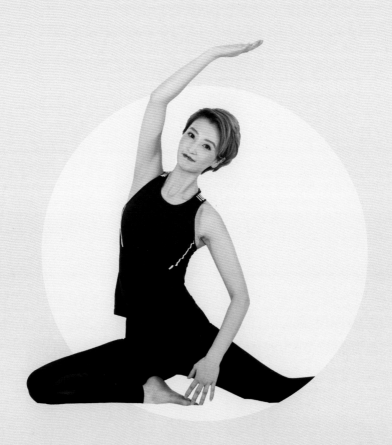

第一章

经历生产，
你的身体亟待恢复

分娩，一场
由内而外的巨变

产后形体的变化

一不小心产后胸部就"走神"

生产后，由于雌激素分泌减少，加上哺乳，乳房内的脂肪以及乳腺组织快速"缩水"，被撑大的乳房表皮自然就松弛了下来，没有了以前的紧致饱满。

很多妈妈在孕期和哺乳期有不穿内衣的习惯，这是错误的。在整个哺乳期，胸部的体积和重量在增加，如果不穿内衣，全靠乳房附近的悬韧带提拉、支撑整个胸部，就会很容易造成悬韧带受伤，导致哺乳期结束后出现明显的胸部下垂。

除了选择支撑性强的内衣外，妈妈们还要关注生活中的一些细节，给胸部全面的保养。

另外，在产后恢复过程中，"减肥先减胸"也是一个不变的定律。胸部的脂肪含量非常高，如果依靠节食的方式来减肥，胸部缩水的悲剧就会来得更快，所以减脂期的饮食营养非常重要。

同时，哺乳妈妈需要关注的是，一定要双侧乳房平均哺乳。乳腺是越刺激越发达的，如果因为一侧奶量多而习惯一侧哺乳，就会发生双侧乳房大小不一的情况，这种现象一旦发生，是很难改善纠正的。在哺乳过程中，也建议妈妈们使用哺乳垫子，垫高宝宝的位置，使宝宝尽量贴近乳房，这样就可以减少对胸部皮肤的拉扯和对悬韧带的伤害，有效预防胸部下垂。

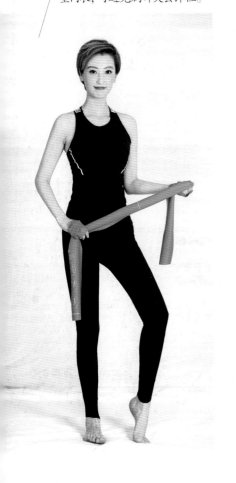

产后锻炼可以从低强度的器械训练（如弹力带）开始，逐渐加大强度。运动时穿着运动型内衣，可避免胸部失去弹性。

小蛮腰不见了

很多女性觉得腰细才显得人年轻、有精神，即使生了孩子，也要全力保持小号腰围。对腹部来说，最明显的变化就是腹直肌的分离。腹直肌就是人们通常说的豆腐块似的腹肌。腹直肌被腹直肌鞘包裹，左右由腹白线连接，自上而下由腱划连接。由于孕期激素的变化和胎儿不断生长，腹直肌逐渐松弛，为胎儿提供更多的发育空间，于是造成了产后肚子松松垮垮的情况。

很多妈妈在产后为了收腰腹，每天努力做仰卧起坐，但坚持了一段时间后发现并没有明显改善，肚子上赘肉依旧存在，就像套了个游泳圈。有的妈妈因此大受打击，认为自己永远回不到原来的小蛮腰状态。要知道，经过10个月的孕期，妈妈们体内的激素水平跟孕前是大不相同的。整个孕期，体内会分泌松弛素、雌激素、黄体酮等激素，这些激素和弹性蛋白导致全身性关节、韧带及肌肉松弛和打开，这也是妈妈们产后即使恢复产前运动，身体也很难回到产前状态的原因。产前的运动已经不适合现在的身体状态，妈妈们需要进行针对性的产后恢复训练。

> 66 产后千万不可盲目做仰卧起坐，因为这个过程会对腹内器官造成很大压力，如果此时腹直肌之间缝隙比较大，就不能很好地保护腹腔内器官。科学的收腰方法往往比使蛮力锻炼有效得多。 99

产后应针对局部进行塑形，但若在保持某个姿势时出现肌肉抖动、体力不支的情况，应立刻停止运动。

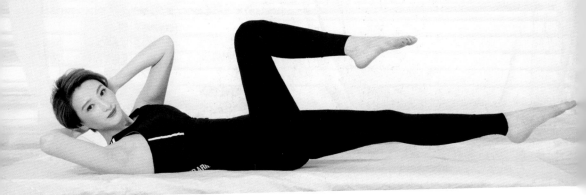

扣不上的扣子，收不回的骨盆

产后体重已经恢复到孕前水平的妈妈面临的困扰是：虽然体重恢复了，但裤子上扣子与扣眼的距离像一个"太平洋"那么宽，怎么也扣不上。原因就是，骨盆变宽了。骨盆在身体的中心位置，是连接上下肢的枢纽，起着承上启下的作用。我常说，骨盆就像身体这座大楼的地基，地基打扎实打稳了，上面的脊柱才不会歪斜，下面的大腿才会笔直。

孕期分泌的松弛素使耻骨联合及两侧骶髂关节均出现松弛，骨盆形态扩大，这有利于宝宝的娩出。虽然骨盆变宽只是形态上的改变，但对身体更大的影响在于，骨盆附近的肌肉变得松弛和不稳定，造成妈妈产后步态改变。

> 坚持矫正骨盆，一样会有迷人身材。在产后恢复期，走路时要放慢速度，步子不可迈得太大。坐时要保持坐姿正确，腰部挺直，膝盖自然弯曲，双脚并拢着地，不要跷腿。

妊娠斑、妊娠纹不忘来凑热闹

除了体重的改变，妈妈们的皮肤也受到了影响。妊娠期促黑素细胞激素分泌增多，造成妈妈们的乳头、乳晕以及面部发生了色素沉淀。一般来说，面部的妊娠斑会随激素水平的回落而消失。妊娠期肾上腺皮质分泌的糖皮质激素使弹力纤维变性，导致腹部皮肤张力不断变大，最终生成妊娠纹。产后 1~6 个月是妊娠纹修复的最佳时间。剖宫产妈妈需等伤口完全愈合再涂抹妊娠纹防护按摩霜，涂抹时需避开伤口。

按摩霜、美白霜等最好选择成分简单、原料天然的。如果其中含有汞、铅等，对妈妈和宝宝的健康都是有害的。

产后身体功能的变化

都是爱捣乱的激素惹的祸

整个孕期不仅仅有脂肪增加、体重变重这些表象的改变，妈妈们的身体受孕激素影响，也在悄悄发生功能性的变化。

在怀孕初期，受孕激素影响，妈妈们乳房胀大沉坠，色素沉淀加深，面部长斑，情绪波动很大。孕中期，孕激素不仅会使肌肉和韧带松弛，还会影响妈妈们的消化功能。孕晚期，胎宝宝逐渐变大，妈妈们的子宫也不断变大，对各个方向造成压迫，骨盆底肌松弛、呼吸急促、腹直肌分离的现象多少都会出现。终于等到生产的时刻，怀孕时激素变化导致的全身性肌肉松弛、关节不稳、骨盆变宽、腰痛等问题统统找来了，这都需要在产后恢复期进行有针对性的调整，才能有所改善。

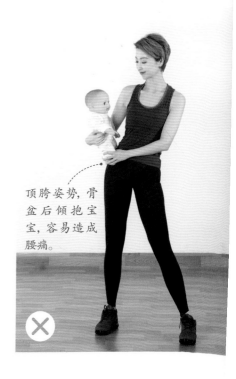

顶胯姿势，骨盆后倾抱宝宝，容易造成腰痛。

产后腰痛悄然来袭

孕期腰椎压力其实是逐渐增加的，弯曲度每天增加一点，不会有太多不适感。但是在生产的那一刻，宝宝和羊水、胎盘瞬间被释放，妈妈的身体重心突然发生很大的改变，可腰椎角度并没有那么快恢复，于是就会产生严重的腰背疼痛。此外，妈妈需要频繁弯腰照顾宝宝，例如给宝宝换尿布、洗澡和抱起宝宝等，这些行为都会造成产后腰痛。缓解产后腰痛，不仅要锻炼腰部和骨盆底肌，例如做下蹲、提肛收腹等运动，还要确保日常哺乳、抱宝宝、站立行走时姿势正确。

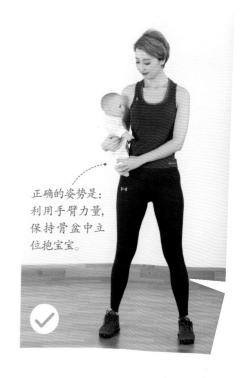

正确的姿势是：利用手臂力量，保持骨盆中立位抱宝宝。

阴道松弛，"性"福生活还能回去吗

> 在阵痛和分娩的过程中，妈妈们经受了创伤，产后需要尽早（确保不造成疼痛的前提下）进行骨盆底肌训练，并坚持做下去，这有助于改善骨盆底肌的收缩力量，恢复阴道弹性。

女性在不同时期身体会发生不同的变化，骨盆底肌的好与坏会直接影响女性的身心健康。在生产过程中，骨盆底肌受到的伤害是最大的。

骨盆底肌是指位于骨盆底部的一块封闭骨盆底的肌肉群，它分为深层肌肉和浅层肌肉，在整个孕期它就像是一张网，兜住子宫保护宝宝，同时将尿道、阴道、肛门三个出口紧密相连。在生产中，这块肌肉会被牵拉、撑大，失去原有的弹性，给妈妈产后造成很多的困扰，比如便秘、一咳嗽就漏尿、阴道松弛等难言之隐。锻炼好骨盆底肌，保证肌肉柔软有弹性，对产后修复子宫、恢复和谐的性生活及保护内脏都有益处。

骨盆底肌群

骑自行车时与车座接触的部位就是骨盆底肌群，它像吊床一样支撑着子宫、膀胱、肠道等骨盆内的器官。骨盆底肌一旦衰弱松弛，施加腹压时尿道口就会张开，发生漏尿。

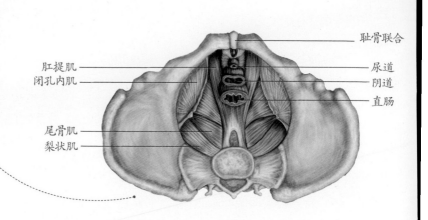

耻骨联合

肛提肌
闭孔内肌

尿道
阴道
直肠

尾骨肌
梨状肌

莫名其妙发脾气，小心产后抑郁

宝宝的出生给妈妈们带来了新的责任和义务。缺乏睡眠导致的身体疲劳，哺乳期出现的各种各样的问题，让很多妈妈一下难以适应。妈妈们会时刻质疑自己：我真的是一个称职的母亲吗？

受外界影响产生的精神压力以及妈妈们体内激素水平的波动，共同导致了产后抑郁的出现。

度过这段困难日子的最好方式，就是找到有生产经历的女性朋友，尽情吐槽，倾诉困扰，释放出沉积在心底的压力。其实，很多妈妈并不完美，奶水不足，就加奶粉混合喂养；被指责不会养孩子，就远离那些指手画脚的人。要接纳自己的不完美，从容应对身为母亲的责任。

> 66 没有什么比加快脉搏跳动更能改善心情的了，产后运动不仅可以瘦身，还能让体内分泌内啡肽，使人产生愉悦感，并持续一段时间。99

生个孩子，睡眠也不好了

充足的睡眠对瘦身也很重要，这一点常常被很多人忽略。睡眠不足会影响妈妈们的饮食喜好，因为大脑额叶特别是控制决策的部分会受损，从而刺激大脑相应激励和控制欲望的部分，这使得人在睡眠不足的状态下更喜欢高热量、高糖和高盐的食物。

缺乏睡眠对食欲的影响在下午和傍晚时最强，而且在这个时间段吃东西更容易增重。因此，缺乏睡眠的妈妈们，往往不是在跟自己的食欲斗争，而是在跟自己的内分泌抗争。可是，靠意志力战胜本能是非常困难的事情。

建议妈妈们晚上睡觉不要太晚，尽量在 10 点之前，早上 6~8 点起床。夜间喂奶会影响妈妈们的睡眠时长和质量，可以通过延迟最后一次喂奶的时间等方法增加睡眠时间。

> 66 缺觉的妈妈们尽量和宝宝的作息时间一致，例如，宝宝睡午觉的时候，妈妈也跟着一起休息一下。晚上宝宝睡着后，妈妈最好也放下手机，早早入睡才是减肥美容的真理！99

科学产后修复，
你比孕前更瘦更美

产后恢复急不得，慢慢来

有的妈妈产后急于减肥，决心非常大，给自己制订了1个月瘦10千克的目标，每天加倍训练，教练定20个动作，她练40个，教练定运动30分钟，她练1个小时，就连休息日也给自己加时加量安排训练计划。但其实这样高强度的锻炼危害很大！

合适的动作数量，可以保证动作的准确性。只有保质保量地完成每一个动作，才能锻炼到目标肌肉。如果因为数量增加而导致后面的动作变形，不仅锻炼不到相应的肌肉，还有受伤的风险。另外，练过的部位需要48小时来进行恢复，每一次休息才是身体发生改变的时刻。因此，我们不仅要重视锻炼，更要重视休息和恢复。妈妈们一定要调整瘦身心态，循序渐进，谨防过犹不及。

还有的妈妈一旦开始减肥，就频繁称重，这也是没有必要的，只会让自己受到打击。运动是个长肌肉、减脂肪的过程，在重量相同的情况下，脂肪体积是肌肉的3~4倍，在运动一段时间后，脂肪减少了，肌肉增加了，体重可能不会有太大变化，但体型是真正改善了。裤子开始变松，肚子上的"游泳圈"明显小了，这才是真正瘦了。

再者，不论体重秤上的数字如何，训练计划和食谱早已定好，都要去执行，既然认准了一条正确的道路，又何必总是去打听已经走了多远？还请坚定地走下去吧！

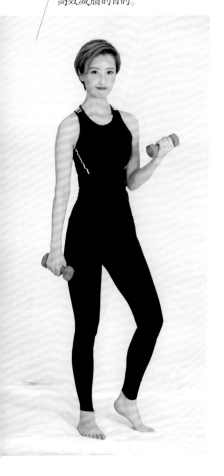

除了全身有氧运动外，用哑铃有针对性地做一些重点部位的肌肉训练，也能实现高效减脂的目的。

生产方式不同，
产后黄金恢复期也不同

妈妈们产后都急于恢复身材，但这件事情可急不得。生产方式有顺产、顺产加侧切、剖宫产等，生产方式不同，产后黄金恢复期也不一样。

尽早使用收腹带

怀孕期间子宫变大、腹壁松弛、胯骨打开，这些都会导致内脏下垂、肚皮松弛、骨盆变宽，而刚刚生产后的妈妈是不能进行大幅度运动的，此时可以利用外力来帮助收紧核心部位，这个外力就来自收腹带。收腹带一般分为两种。一种是纱布缠绕式的，一捆很长，自己很难绑好，妈妈们需要躺在床上，由家人帮忙一圈一圈绕好。另一种是粘贴式的，再细分为 3 个部分，上段收紧胃部，防止内脏下垂；中段缠绕腹部，收紧腹部松弛的肌肉；下段缠绕在骨盆处，收紧松弛的耻骨联合。在不能锻炼的日子里，建议妈妈们尽早使用收腹带辅助恢复身材。

顺产加侧切的妈妈，分娩后 3 天就可以使用收腹带了。剖宫产妈妈，在手术后可以立即佩戴收腹带，注意不要佩戴过紧。顺产的妈妈，最好在分娩结束 14~20 天后再绑收腹带，如果腹直肌恢复情况良好，不绑收腹带也是可以的。

需要注意的是，是否绑收腹带也要因人而异。如果在哺乳期，妈妈使用收腹带导致食欲不振，进而使营养摄入不足，乳汁质量下降，或者出现盆底支持组织支撑力下降，造成子宫脱垂、尿失禁等情况，就不要佩戴收腹带。

> 注意收腹带不要一直佩戴，否则会影响血液循环。躺着、睡觉及吃饭的时候要摘下，下床活动的时候佩戴即可。

什么时候可以运动

　　顺产妈妈因为生产方式较符合人体自然规律，产后出血量少，机体损伤小，在分娩结束 6~12 个小时后就可以离床稍做活动了。在医院期间，不要总躺在床上，可以在病房过道上走动，以不疲劳为宜。对顺产妈妈而言，由于生产是通过阴道进行，在产程中，骨盆底肌和会阴部位肌纤维受到的损伤最大，所以在状态良好时可以尽早进行骨盆底肌的恢复训练，即骨盆底肌训练（详见本书第 83 页），每天做 100 次。越早开始锻炼，恢复效果越好。

骨盆底肌训练

刚分娩完，骨盆底肌收缩时感觉不明显的情况很常见，按照训练计划的正确次序进行锻炼，随着时间的延长，骨盆底肌的收缩力量会逐渐改善。

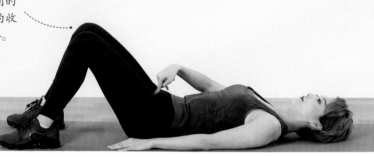

66 顺产加侧切的妈妈，一定要注意伤口附近的卫生，以免发生炎症，影响子宫的恢复。伤口愈合后，就可以进行骨盆底肌训练。99

　　剖宫产的妈妈在术后会有不同程度的肠胀气，而勤翻身可以帮助肠道尽早恢复蠕动。剖宫产属于非自然生产，分娩过程中排出的恶露自然比顺产的要少，产后多翻身有利于排出恶露，避免恶露淤积在子宫里引起感染。

　　剖宫产妈妈在手术结束 24 小时后，就要尝试坐在床边，忍住伤口疼痛，尽早下地开始走动了。因为元气大伤，妈妈们在术后会有一种丹田气不足的感受，所以下地的时候一定要有家人陪伴，避免发生因眩晕摔倒的情况。

什么时候进行系统的恢复训练

　　顺产和顺产加侧切的妈妈经过产后 42 天复查，确认身体没有问题之后，就可以加大训练强度。剖宫产妈妈身体上有刀口，一定不要过早进行腹部的运动，要分娩结束 3 个月后并且经医生检查，确认没有问题再开始运动。

　　需要注意的是，孕期激素对妈妈身体造成的影响在产后持续存在，比如韧带、肌肉松弛会使身体变得更加柔软，也会使关节不稳定。产后恢复是一个漫长的过程，妈妈们一定要按捺住自己急于减肥的心，循序渐进。

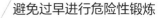

避免过早进行危险性锻炼

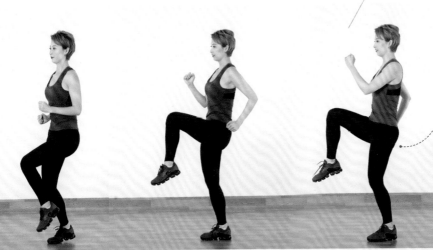

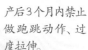

产后3个月内禁止做跑跳动作、过度拉伸。

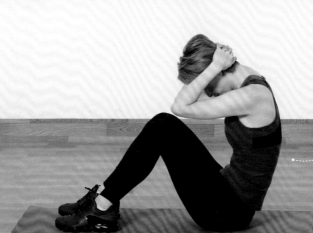

剖宫产妈妈产后5个月内不可做仰卧起坐、卷腹。

利用月经期瘦身，事半功倍

女性健身往往比男性更复杂，不仅仅因为女性力量小，更重要的是有些事情是你没办法左右的，比如"大姨妈"驾到。

提起"大姨妈"，可能很多女性朋友又怕又恨，"大姨妈"不来担惊受怕，"大姨妈"来了又提心吊胆，受凉、水肿、贪吃，还容易生病。如果这是你认识的"大姨妈"，那你可能太小看"她"了。"大姨妈"对女性身体影响最大的地方在于——体内激素的变化，而激素会影响代谢率。所以，弄清楚"大姨妈"期间激素的变化，在增肌减脂过程中会达到事半功倍的效果。

月经周期是什么

女性月经周期因人而异，平均是 28 天，每个周期又分为 4 个时期——月经期、卵泡期、黄体早中期和黄体晚期，前两者与后两者以排卵日为分割线。以月经当天为生理周期第 1 天，排卵日一般在每个月经周期的中间，即第 14 天，因此月经期、卵泡期就是第 1~13 天，而黄体早中期和晚期是第 15~28 天。

影响月经周期的重要激素有 2 个——雌激素和黄体酮。它们受下丘脑调控，其中对增肌减脂产生决定性影响的是雌激素。

在整个月经周期，雌激素分泌水平是不同的，在月经第 1~13 天，雌激素水平高，黄体酮水平低，高水平的雌激素会让你的胃口变小；在月经第 15~28 天，雌激素水平低，黄体酮水平高，低水平的雌激素会让你容易饥饿，变得很贪吃。

> 66 非哺乳妈妈可能在产后不久就恢复月经。
>
> 月经来潮的 1 周：要注意休息，拒绝剧烈运动，在经期最后 2 天可以进行快走，帮助身体燃烧脂肪。
>
> 月经结束后的 1 周：适宜做有氧运动塑身减肥，特别是月经结束后的第 2 天，它是减肥的最佳时期，这一天可以加大运动量。
>
> 之后的 2 周：中低强度的运动加上合理饮食，可有效减轻体重。99

　　雌激素的高低会对食欲产生影响，而黄体酮的高低则对运动时身体偏好使用脂肪供能还是碳水化合物供能存在影响。例如卵泡期偏向于碳水化合物供能，而黄体早中期则趋于脂肪供能。这点将会在后文详述。

　　可见，激素周期性的波动会对食欲、体力、精神状态及体重维度产生影响，与其违背生理规律盲目锻炼，不如顺应激素变化的规律，顺势而为达到良性循环。

" 脂肪燃烧速度与体内激素水平和新陈代谢率息息相关，按照月经周期 4 个阶段（详见本书第 16、17 页），以及身体状况制订训练计划，顺应身体规律，才能够达到事半功倍的瘦身效果！"

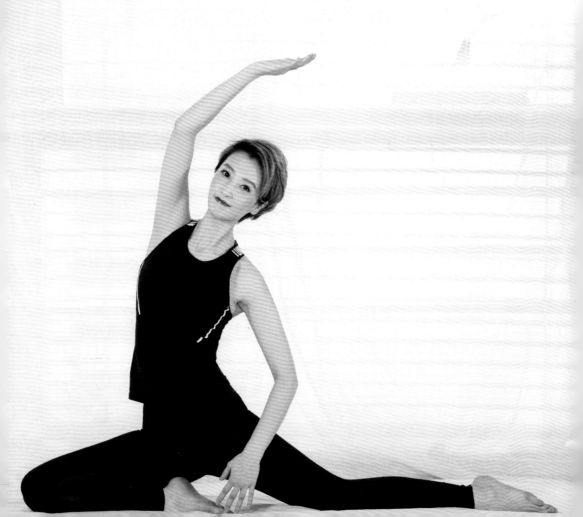

月经周期该如何运动

第一阶段　**月经第1~7天　月经期**

　　月经来袭第1周，休养生息，注意保暖。此时黄体酮水平较低，雌激素处于逐渐上升的趋势。身体上的感受就是：全身水肿，睡眠质量不佳，情绪波动比较大，同时食欲很旺盛。

　　此阶段应该避免骨盆位置低于双腿的任何动作，以及容易挤压腹部、增加腹压的动作，比如臀桥（详见本书第70页）和仰卧起坐。此外，也要避免游泳和水上运动，防止感染和受凉。

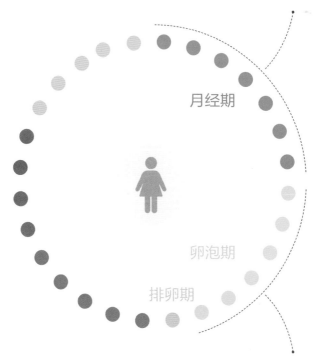

月经期

卵泡期

排卵期

第二阶段　**第8~13天　卵泡期**

　　这是增肌减脂的黄金期，此阶段雌激素水平高，胰岛素敏感性强，身体合成能力更强，偏向于碳水化合物供能，不容易燃烧脂肪。此时是体能和精力都很充沛的时期，适合更多的力量训练，可增加一些肌肉训练，提高基础代谢，从而燃烧更多的热量。

　　建议保证一周3次或4次，每次40分钟以上的高强度训练。

第四阶段 第 24~28 天 黄体晚期

此时雌激素水平低，黄体酮水平高，会时常有饥饿感，并且容易烦躁，渴望高碳水化合物和高脂肪的食物，同时伴有经前综合征。经期前会有一些水潴留（即水肿），会一直持续到经期结束，如果此时上秤，会非常有挫败感。但这个时候的新陈代谢会比平时略高，每天多消耗 840~1260 千焦（201~301 千卡，本书按 1 千焦等于 0.239 千卡换算）热量。这个时候心情烦躁，疲惫感增加，建议不要做高强度的训练，可以做一些恢复性锻炼，比如瑜伽、拉伸放松。

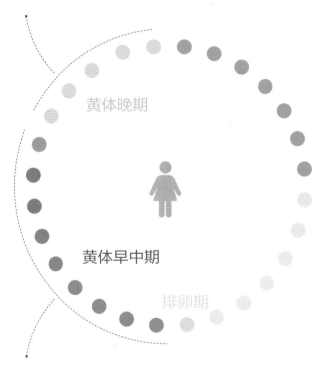

第三阶段 第 15~23 天 黄体早中期

此时排卵日刚过，雌激素水平下降，黄体酮水平上升，代谢水平逐渐提高，胰岛素敏感性降低，身体趋于脂肪供能。此时会比较馋碳水化合物，如果摄入量高，会错失减脂的好时机。因此，建议严格按照少吃多餐的饮食方式，不必完全拒绝好吃的食物，但要分成几次来吃，每一口都要多嚼 10 次，这样可以有效缓解嘴馋的问题。

训练方式建议以中低强度的有氧训练加力量训练为主，让身体最大化利用脂肪供能。

产后饮食调养，
会吃才会瘦

改变"三高两低"的饮食方式

瘦身，尤其是产后瘦身，能不能瘦得健康、瘦得快速，不仅取决于你的腿，还取决于你的嘴。

不知道妈妈们是否有过这样的经历，在减肥这条漫漫长路上，挥洒了无数汗水与泪水，尝尽花样百出的减肥方法：水果减肥法、点穴按摩、减肥药、健身房……最终结果却是，金钱哗哗流走，身上的肥肉固若金汤，或是折损了健康，所有的努力都成了徒劳。一切的根源就在于，大家忽视了"吃"在减肥征途上的重要性。

> 很多胖妈妈处于胖并贫血，或者胖并骨质疏松，或者胖并蛋白质缺乏的状况，产后瘦身首先要改变淀粉高、糖分高、脂肪高、蛋白质低、微量元素低这样'三高两低'的错误饮食方式。

零食是减肥路上的"拦路虎"

很多学员问我："金老师，我每天运动1个小时，连续练了1周，为什么连1斤都没减掉？"每天挥汗如雨的高强度运动没带走一点脂肪，这是为什么呢？

举个例子：饼干是很多女孩喜欢的零食，饿了就吃一块，感觉既方便，也没有吃一碗红烧肉时产生的负罪感。但只要看一下营养成分表就会发现，每100克饼干的热量竟然在2000千焦以上，将近500千卡的热量，几乎占到全天热量摄入的1/3~1/4（女性一天所需的热量在6300~8400千焦，即1506~2008千卡），而40分钟快走4000米所消耗的热量，不过只有966千焦（231千卡）。如果想靠运动消耗掉吃100克饼干获得的热量，40分钟快走4千米的运动量显然是不够的，你需要双倍的锻炼强度，这样减肥难度一下就上升了。

> 即使运动量大，但如果不管住嘴，不戒掉高热量的零食，不拒绝高油、高糖的饮食，再多的运动消耗都是徒劳。

两款饼干营养成分分析

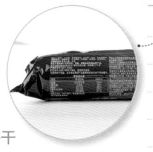

奥利奥饼干

3片奥利奥饼干（32.5克）的热量约为661千焦，约等于1顿主食的热量，需快走大约2千米才能消耗。

营养成分表

项目	每100克	NRV（营养素参考值）%
能量	2035 千焦	24%
蛋白质	4.8 克	8%
脂肪	22.5 克	38%
碳水化合物	65 克	22%
钠	420 毫克	21%

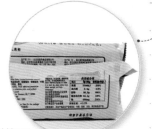

夹心苏打饼干

一包248克的夹心苏打饼干，热量约为5922千焦，相当于一个正常成年女性一天所需的热量，需快走大约28千米才能消耗。

营养成分表

项目	每100克	NRV（营养素参考值）%
能量	2388 千焦	28%
蛋白质	8.6 克	14%
脂肪	36.2 克	60%
碳水化合物	53.1 克	18%
钠	480 毫克	24%
蔗糖含量	≤ 0.5%	

快走消耗的能量

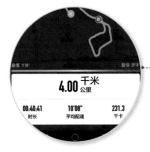

快走

快走不受时间、地点的限制，是一种适合产后妈妈减肥的运动。早上快走能让人一整天的新陈代谢都处于较高水平，身体越有活力，消耗的热量就越多。

早上快走

距离	4 千米
时间	40 分钟
消耗能量	968 千焦

由此可知，吃比练重要得多，一顿甚至一口吃错了，一天就白练了。如果妈妈们好好吃一顿饭，会摄入多少热量呢？难道不会比吃一包饼干更容易变胖吗？

我设计了一份晚餐食谱，计算一下它的热量是多少吧。

一餐各菜品热量分析

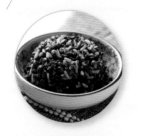 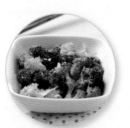 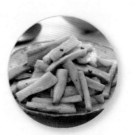 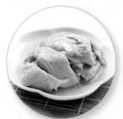

一份杂豆饭	一份素炒西蓝花	一份炒蘑菇	一份蒸鸡肉
100 克	100 克	100 克	100 克
487 千焦（116 千卡）	298 千焦（71 千卡）	260 千焦（62 千卡）	521 千焦（125 千卡）

共 400 克　总热量：1566 千焦（374 千卡）

这一顿饭包含身体所需的碳水化合物、蛋白质、膳食纤维、维生素、脂肪，营养非常充足，总热量也不高。所以，1566 千焦的 400 克正餐与 2000 千焦的 100 克零食，我们应该选择哪种？答案显而易见。

妈妈们以后在逛超市的时候，最好能够有意识地去翻看想购买的零食包装背面的营养成分表，看看热量那一栏的数字，想一想要运动多久才能消耗掉，然后再思考到底值不值得吃，自然就能做到心中有数了。

另外，经常以零食取代正餐的人群，普遍会有营养不良的情况，正餐所提供的各种矿物质、蛋白质、不饱和脂肪酸，不是几包饼干所能提供的。

一日三餐都在好好吃饭，
为什么还是没有瘦

很多妈妈说："那我没有吃零食，为什么也没有瘦？"有时你无法高效减肥，就是因为掉进了"热量陷阱"。

大家都知道，诸如饼干、肥肉这些食物，热量高，吃了会让人发胖。然而很多人不知道，身边很多食物促进脂肪合成的能力，比饼干和红烧肉更强。我们不但没有察觉，还每天都在吃，甚至以为这样的吃法可以帮助瘦身，因此走入了饮食的误区。

比方说，早餐常选的面条和稀粥，很多人觉得是减肥的首选，其实这种观念是错误的。这类食物属于精米、精面，加工程序比较多，糊化程度高，吃下去消化吸收得非常快，会让血糖骤然升高，同时会导致胰岛素分泌过多，其结果就是促进体内脂肪合成。

面条、稀粥这类食物饱腹感非常差，吃完一会儿就会感到饥饿。如果这时离午饭还有一段时间，怎么办呢？很多人会选择加餐，吃一些小零食，于是又回到了之前的恶性循环。

> 产后减脂人群的饮食原则应该是：补足产后所需的营养素，改变饮食习惯，减少多余热量，增加食物体积，制造出能量负平衡的缺口（摄入小于消耗），慢慢减脂。

将日常加餐改成适量新鲜水果、无糖酸奶和坚果，不仅有益于身体健康，还能避免摄入过多热量。

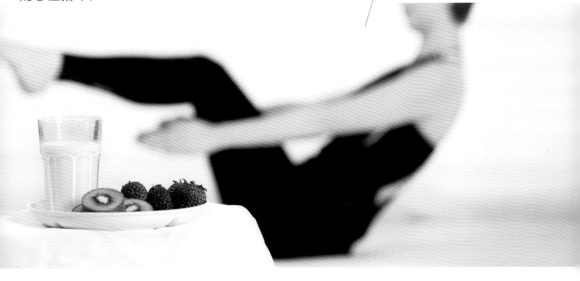

花式减肥，是捷径还是陷阱

水果减肥法不可取

水果减肥法要求你每天不能吃别的食物，只能吃水果。那么，水果减肥的原理是什么呢？

一方面，有些水果热量很低，每天吃水果摄入的热量远远低于身体所需的热量，属于变相节食，会造成短时间内体重下降。另一方面，大部分水果含钾较多，只吃水果不吃炒菜，就会造成钾的摄入量比钠多。

要知道，钠和钾是一对调节人体细胞渗透压的矿物质。当体内钠比较多时，就会产生水潴留，即水肿的现象，体重就会上升。反之，当水果吃多了，钾摄入多了，身体就会排出这些水分，体重自然就会下降。如果大家留意到吃完口味重、特别咸的麻辣火锅后，第二天整个人就变得肿肿的，体重也会增加，就容易理解水果减肥的原理了。

同时，水果减肥法是很难坚持的。因为人体需要的各种营养物质不能全部靠吃水果获得。当身体缺乏大量营养物质时，大脑会激发进食欲望，而此时的食欲是很难靠意志力战胜的，这是人类求生的本能。所以，水果减肥停止后，体重无一例外都会反弹得很厉害。

不仅如此，水果减肥还会造成一种有趣的心理现象。经常会听到朋友这样说："我今天减肥，不吃晚饭了。"然后用半个西瓜或者几根香蕉来代替晚餐。但这些水果含糖量较高，会增加胰岛素分泌，促进体内脂肪合成，再加上饱腹感差（水果中 80% 都是水分），吃完上个卫生间，饥饿感就滚滚来袭。此时脑子里就只剩纠结：要不要再吃点什么填填肚子？纠结一会儿后，心想：反正今天没吃晚饭，就吃点零食吧。没关系，一包才 100 克，

> 长期以水果代替正餐，会导致体内各种营养物质失衡，进而会让人产生更强的进食欲望。如果再以零食充饥，摄入的总热量，要比吃一顿正餐高得多，而且没有什么营养。因此，用水果代餐减肥的方式是不可取的。

不会长肉的。但之后上秤一称，体重又增加了。只能发个朋友圈自嘲：我都 3 天没吃饭了，居然还长胖，真是喝凉水都长肉的体质！

　　究其原因，水果含有丰富的膳食纤维和维生素，但糖分也是比较高的。除了水分外，水果中大部分都是碳水化合物，并且都是容易消化吸收的单糖。减脂期妈妈们尽量选择草莓、樱桃、橙子、柚子、桃子等含糖量低的水果，每天总摄入不要超过 250 克。

> 66 不建议吃桂圆干、葡萄干、枣干、水果罐头等水果加工食品，它们的含糖量是新鲜水果的好几倍。 99

常见水果含糖量

水果种类	含糖量（%）
草　莓	5.7
西　瓜	6.1
樱　桃	7.9
猕猴桃	8.1
橙　子	9.8
葡　萄	10
柚　子	12.2
苹　果	13
荔　枝	16
香　蕉	19.5

生酮饮食法危害大

生酮饮食法就是戒断碳水化合物，转而摄入高脂肪食物来补充营养的饮食方法，如哥本哈根减肥法，这种方法会要求少吃或根本不吃主食。

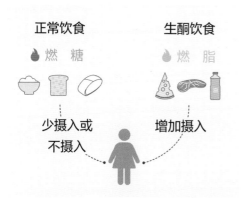

利用这种方法减肥瘦身，在短时间内，通常都会有不错的效果，但会对身体造成严重伤害。如果每天碳水化合物的摄入量非常低，会出现以下情况。

1 低血糖，反应迟钝，脾气暴躁

人体每天所需要的热量，大约60%都是由碳水化合物提供的，碳水化合物以糖原的形式存在于人体中，为大脑、肌肉、神经系统等供能。大脑作为身体的"司令部"，如果缺乏动力，人就会出现反应变慢、记忆力下降、神经系统不听使唤、心肌功能缺乏动力等情况。

如果这个时候你又开始做运动，情况是非常危险的，很可能发生眩晕、眼前发黑、肢体不协调而导致身体受伤，甚至产生心律失调等问题。

2 肌肉流失，基础代谢率降低

当碳水化合物供应不足时，身体会产生糖原异生的情况——蛋白质承担起碳水化合物的部分责任，分解转化为糖为身体供给能量。由于蛋白质是维持肌肉所需的营养，当蛋白质转化为葡萄糖时，肌肉分解，基础代谢率降低，最终会造成一吃就长胖的情况。

3 掉头发，月经推迟或不来

减肥过程中，掉头发、月经不来、指甲光泽变差等都是能量摄入太少的信号。人体是非常"机智"的，一旦能量摄取不足，为了生存，它可能会自动关闭一些非必需的功能。如果身体亏空了太多能量，连维持活着最基本的能量都快不够了，怎么保持头发光泽？怎么养好卵巢、子宫，维持生育功能？

4 病症的出现

不吃碳水化合物，肚子容易饿，必然需要用别的食物来填充，如果摄入的是高蛋白、高脂肪食物，这样的饮食结构容易引发电解质紊乱、低血压、酮尿症、酮血症、痛风、肾功能紊乱等问题。同时，长期高脂肪、低碳水化合物的饮食习惯容易降低胰岛素的敏感性，抑制胰岛素分泌，最终导致糖尿病的发生。

合理的膳食结构助你健康地瘦

《中国居民膳食指南（2022）》以膳食宝塔的形式给出了各类食物的建议摄入量，但我国大部分人的饮食结构是不合理的——碳水化合物摄入过多，蛋白质摄入不足，蔬菜摄入不足，油脂摄入超标。植物中的碳水化合物大部分以淀粉形式出现，像大米、小麦等谷类，绿豆、红豆、豌豆等豆类，马铃薯（土豆）、红薯等薯类，都应算在主食类，吃了后要相应减少其他类食物的摄入。而摄入蛋白质，建议多吃鱼、虾、蛋、禽、豆腐等，这些食物热量低，蛋白质质量高。

中国营养学会还推荐采用"中国居民平衡膳食餐盘"来搭配一天中的饮食，这种表现方法更直观，使一餐的食物搭配清晰明了。餐盘分为 4 个部分，两份份额大的是谷薯类及蔬菜类，两份份额小一些的是富含蛋白质的鱼、肉、蛋、豆类及富含膳食纤维、维生素的水果类，另外特别强调了奶类的重要性。

盐	<5克
油	25~30克
奶及奶制品	300~500克
大豆及坚果类	25~35克
动物性食物	120~200克
每周至少2次水产品	
每天1个鸡蛋	
蔬菜类	300~500克
水果类	200~350克
谷类	200~300克
全谷物和杂豆	50~150克
薯类	50~100克
水	1500~1700毫升
每天活动6000步	

中国居民平衡膳食宝塔（2022）

中国居民平衡膳食餐盘

产后瘦身吃多少用手量

产后妈妈到底应该怎么吃才能达到既健康又瘦身的目的呢？通过学习营养学知识，结合实践，我总结出了一套不错的减脂期饮食方法。

第一，瘦身要遵循一个"黄金法则"——摄入小于消耗。简单地说，就是保证吃进去的热量小于身体一天运转所消耗的热量，两者之间的差值会靠消耗体内多余脂肪来补偿，也就达到了减肥这个最初目的。

第二，合理膳食，保证营养摄入全面。不光三餐都要吃，还要有加餐！乍看之下，这两点好像是矛盾的，一天几顿饭的同时又要摄入小于消耗？可能吗？可能！只要依照前文提到的膳食餐盘（详见本书第 25 页），控制好食材的热量摄入，就可以达到健康瘦身的效果。

说到热量计算，很多人会觉得，吃个饭还要称量食物，简直太麻烦了！教大家一个简单有效的控制热量摄入的方法。每个人都自带一个适合自己的"食物称量器"，就是我们的手！一米五的人有一双小巧的手，一米七的人有一双修长的大手，不同大小的手，对应不同的身体需求，是便利的食物比例尺。

> 以身体量化饮食，远离枯燥的热量计算，注意烹饪方式，减少外出就餐，会让热量摄入变得更加可控。把人体所需的营养素，轻松掌握在自己手里。

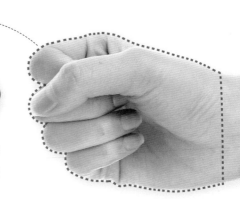

1拳头 ≈ 100克　主食量

把手攥成一个拳头，这应该是你每顿主食的量，可以选择粗细粮搭配，如米饭、杂粮馒头、杂豆粥、玉米、红薯等。

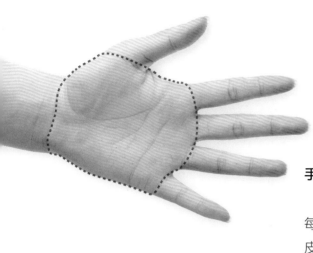

手心 ≈ 100克　蛋白质量

　　把手掌摊开，手心部分应该是你每餐蛋白质的量，可以是鱼、虾、去皮鸡肉、牛羊瘦肉、鸡蛋、豆腐等。

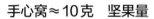

手心窝 ≈ 10克　坚果量

　　把手缩起，手心呈一个小窝状，小窝里面应该是你每天所需要的坚果量，可以是 6~8 个巴旦木（去壳）。

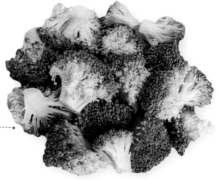

双手捧起 ≈ 100克　蔬菜量

　　一天进食蔬菜的量应为 3~5 捧，注意要选择叶菜和瓜果类，像土豆和芋头、山药这些淀粉含量高的根茎类植物，可不能算是蔬菜，应该分配到主食里。

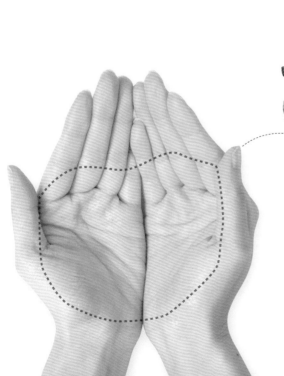

哺乳妈妈瘦身七大饮食原则

相比非哺乳妈妈，哺乳妈妈的烦恼似乎更多——想瘦身，又怕自己吃得少导致奶量变少影响宝宝。其实，哺乳妈妈比非哺乳妈妈更容易瘦身成功，恢复速度也更快。因为哺乳妈妈每天要比普通人多消耗 2100~3360 千焦（502~803 千卡）的热量用于产奶。想要保证奶量又轻松瘦身，需要注意以下几点。

保证足够的热量

哺乳妈妈每天要摄入约 9660 千焦（2309 千卡）的热量，减脂的哺乳妈妈每天也要摄入不少于 7560 千焦（1807 千卡）的热量，这样才能在瘦身的同时保证奶量。哺乳期减肥的原则是，在不减少食物分量的情况下，减少多余的热量。而烹饪方式是控制热量的关键，要将原来的煎炒烹炸，改为煮炖蒸焖，减少过多油脂的摄入。

粗细粮搭配吃

粗粮富含膳食纤维，消化吸收慢，饱腹感更强，既不会引起胰岛素过大的波动，又不会造成脂肪的过度合成，是减脂期非常好的主食选择。但并不建议用粗粮完全取代细粮，过多摄入膳食纤维，同时减少油脂摄入，会造成肠胀气、便秘，那妈妈们就会很不舒服了。建议每天有一餐以粗粮代替，可以是蒸红薯、煮玉米、蒸山药、蒸芋头、蒸糙米饭等。

少吃多餐，每餐八分饱

人们感觉到的"饿"和"饱"，是血糖刺激大脑中枢神经引发的两种感受。血糖低会引发下丘脑冲动，使胃发出饥饿的信号。产后进入减脂期，妈妈们应循序渐进地缩小因怀孕而被撑大的胃。建议采用一天 5 餐或 6 餐制，在保证好好吃三餐之外，再有 2 次或 3 次加餐，可以是一个低糖水果，一份无糖酸奶，也可以是一小把坚果。

摄入优质蛋白，全面修复身体

身体从皮肤到肌肉，从血液到激素，都由蛋白质组成。因此，蛋白质对产后妈妈的身体修复非常重要。3 种产生能量的营养素——碳水化合物、脂肪、蛋白质中，蛋白质的胃排空时间较长，饱腹感也较强。哺乳妈妈摄入足量蛋白质，既能增强营养，保证母乳质量，又能减少多余热量的摄入。鸡蛋、牛奶、豆腐、瘦肉、鱼虾等都属于含优质蛋白的食物。

保证充足的钙、铁、碘

《中国居民膳食指南（2022）》建议哺乳期女性每天摄入 1000 毫克钙，比一般女性多 200 毫克。奶类含钙量高，哺乳妈妈每天喝 500 毫升左右的奶类，就可以获取钙建议摄入量的一半。剩下的一半，可以从深绿色蔬菜、虾皮、豆制品等食物中获得。同时，要注意每天进行 20~30 分钟的户外活动，适当晒太阳，补充维生素 D。除了钙之外，铁和碘也是产后妈妈要补充的，可以在每周的饮食中增加 2 次动物肝脏，每次 30~50 克。日常吃碘盐，或者每周吃 1 次或 2 次海带，就可以补足身体所需的碘。

摄入足够的水分

母乳 90% 以上都是水，因此，妈妈如果饮水不足，肯定无法保证充足的奶量。建议哺乳妈妈每天喝 2300~2500 毫升水，少量多次补充，最好喝白开水。

不喝油脂过多的汤

猪蹄汤、牛尾汤、鲫鱼汤是妈妈们经常喝的"下奶汤"，这类汤看似营养丰富，其实不然，且油脂含量很高。妈妈们在孕期已经存储了很多脂肪，哺乳期大可不必大补特补，尤其是这种脂肪含量过高的汤，喝了后不仅会造成脂肪堆积，还有可能会让宝宝长成肥胖儿，影响生长发育。

白色的浓肉汤，脂肪已经和水混合，很难过滤，妈妈们少喝为妙。至于减少喝汤时油脂摄入的方法，给大家提供 3 个小窍门。第一，汤出锅后，放上几片吸油纸，等吸油纸充分吸收油脂后，把吸油纸捞出扔掉。第二，汤做好后冷冻一下，等汤表面油脂凝固后，用勺子撇去凝固的油脂。第三，用吸管穿过漂浮的油层，直接喝下面的汤水。

/巧喝肉汤

为了避免摄入过多油脂，产后妈妈喝汤时可以用勺子撇去油脂。

产后调养瘦身，
饮食控制方法很重要

> 健康的体魄需要正常的食物供给来保证，妈妈们在满足自身基础代谢需求的同时，可适度调整饮食方法，最重要的是不能令自己经常出现饥饿感。

产后瘦身切忌急躁。经过十月怀胎、一朝生产，妈妈们的身体发生了很大的变化，与普通女性相比，调养恢复的重要性更甚于减脂瘦身。吃的技巧虽然细小琐碎，但实际应用起来，对食欲的控制、食物的选择、减肥的速度都非常有帮助。

有觉知地进食

很多人有这种体验，明明吃饱了，但还是嘴馋，这是因为进食时没有觉知。尤其是妈妈，要带孩子，又要做家务，吃饭时间都是挤出来的，机械性地填喂自己，没有把心思放在吃饭这件事上，没有感知到吃下食物的味道，导致吃饱之后依旧很渴望食物。建议妈妈们吃饭时安安静静地坐在餐桌前，仔细品味饭菜的滋味。有意识地体会这种感受，可以让大脑和身体都得到满足，减少无法控制的暴饮暴食。

不节食，少吃多餐

> 控制饮食的好方式是少吃多餐，平衡一整天的血糖，不要让它过高——促进脂肪合成，也不要过低——引起对食物过分的渴望，这样才能控制好一整天的热量摄入。

节食并不是控制饮食的好方式，反而会激发进食欲望。比如，人们晚上下班后，饥肠辘辘地去逛超市，看到货架上的食物会觉得非常诱人。不管减肥意志力有多强，都很有可能带一些减肥"违禁品"结账。相反，当晚上吃饱饭再去逛超市，你会发现那些高油高糖的食物并没有那么大的诱惑力，而且会理智地去计算要花费多少时间来运动才能消耗掉它们带来的热量。权衡之下，自然就会去选购麦片、蔬菜、酸奶这些健康食材。

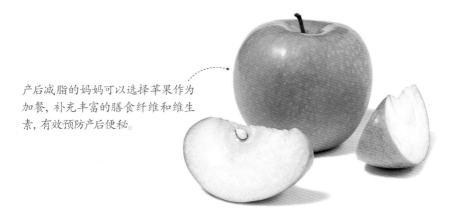

产后减脂的妈妈可以选择苹果作为加餐，补充丰富的膳食纤维和维生素，有效预防产后便秘。

重视碳水化合物

碳水化合物是每天为人体供能的重要营养素，它还有一个非常重要的功能，就是参与代谢。脂肪代谢需要碳水化合物的参与，因此碳水化合物摄入不足会影响脂肪的顺利代谢。前文（详见本书第 24 页）已经提过戒断碳水化合物减肥对身体的伤害，这里再次强调，一定要重视碳水化合物的合理摄入。

" 长期碳水化合物摄入不足，会造成记忆力下降、反应迟钝、脾气暴躁，甚至形成永久性的损伤。"

不吃过甜的水果

虽然大家知道水果的热量不高，但别忽略了血糖生成指数（Glycemic Index，GI）这个概念。GI 高的食物，消化快、吸收快，可使血糖快速升高，加速胰岛素分泌，促进脂肪合成，对减肥不利；GI 低的食物，饱腹感强、消化吸收慢，有利于瘦身。例如荔枝，它的 GI 高于 70，含糖量为 16%，显然不是减脂期的好选择。产后瘦身的妈妈们可以选择草莓、苹果、梨这类 GI 低于 50 的水果。

但仍要注意，不能用水果代替正餐，可以在两顿正餐之间吃一些低 GI 水果作为加餐。

扔掉零食和饮料

零食和饮料看似小小一罐，没有多少量，却是实实在在的"热量炸弹"。特别是饮料，喝下去不过几秒钟，想要把它消耗掉可要跑好几千米！要想减肥，先清空零食柜，扔掉所有饮料，换成牛奶、麦片、即食鸡胸肉这些健康食材。

少去饭店吃饭

饭店里，哪怕是一份青菜，为了菜品卖相好，厨师也会在出锅时勾个芡、淋上油。本来点青菜是为了瘦身，增加膳食纤维摄入，但这一勺油无形中给这盘菜增加了2~3倍的热量。《中国居民膳食指南（2022）》推荐，成人每天摄入油脂不超过30克。而饭馆里一道菜用油量就超标了。在家吃饭是减脂期最好的选择，但如果精力有限，没时间做饭，只能点外卖、去饭馆，怎么办？给妈妈们一个建议：如果不可避免外出就餐，可以准备一碗热水，太油的菜过水涮一下再吃。一顿饭结束，水上漂着的油代表了一顿饭少摄入的热量。

吃饭定量

一家人吃一桌子菜，不知不觉就容易多吃。建议把自己要吃的菜拨到单独的盘子里，吃多少一目了然。胃是一个伸缩性非常强的器官，如果吃饭时把大碗换成小碗，分餐定量，就可以逐渐将已经撑大的胃缩小至正常状态。

不要小瞧这些吃的小技巧，如果你不是一个特别喜欢运动的人，或者精力有限，无法依靠运动瘦身减脂，那么学好怎么吃，就可以让减肥"抄近路"。

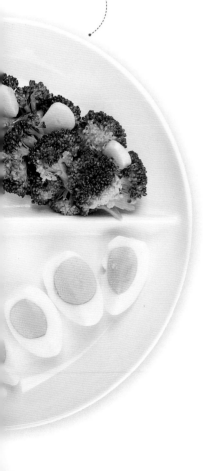

产后减脂期，妈妈们可以准备一个专门的餐盘，清楚掌握每餐各种食物的量，让饮食控制变得简单。

产后日常护理，
状态恢复如初

子宫修复，远离妇科疾病

生完宝宝后，随着一系列的生理变化，妈妈的子宫将逐渐缩小，直至孕前的状态。在此期间，一些因素会使子宫复旧的过程延长，这种情况就叫"子宫复旧不全"。如果不及时治疗，还可能导致永久性子宫改变，例如结缔组织增生、子宫增大、哺乳期后月经量多、经期延长等。因此，保养子宫跟保养皮肤一样重要。

> 产后变化最大的就是子宫，在胎盘娩出后的 6 周里，子宫的重量从 1000 克左右缩小到 50~70 克。

子宫复旧大约需要 6 周

子宫复旧是指子宫在胎盘娩出后逐渐恢复至孕前状态的过程，主要变化包括子宫肌纤维缩复、子宫内膜再生、子宫体缩小、子宫下段和宫颈复原，大约需要 6 周时间。其中，产后第 2 周是内脏收缩至孕前状态的最佳时期，这时候做一些恢复运动有助于妈妈们的子宫复位。

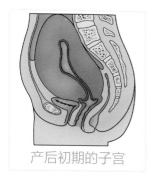
产后初期的子宫

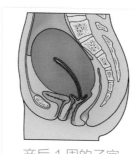
产后 1 周的子宫

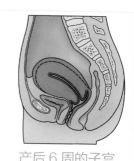
产后 6 周的子宫

促进子宫收缩的 3 个方法

药物：服用子宫收缩药物，如益母草冲剂、新生化颗粒、生化汤等，促进子宫收缩。

按摩子宫：在医院时通常由医护人员帮助妈妈完成，按摩过程中子宫会逐渐变硬。出院后妈妈可自行做子宫复旧按摩，将手掌放在宫底，顺时针进行环形按摩，每天 5 分钟即可。

母乳喂养：坚持母乳喂养，宝宝的吸吮可以通过一定的反射途径刺激子宫，促进子宫收缩复旧。

尽早下床走动，促排恶露，预防便秘

在身体允许的情况下，尽早下床活动。顺产妈妈在生产结束 6~12 个小时后，剖宫产妈妈在生产结束 24 小时后，尝试走动走动，可以促排恶露，恢复肠道蠕动，预防便秘。

月子里就能做的防子宫脱垂运动

生产结束半个月后，加强骨盆底肌的运动可以帮助子宫复旧。

臀桥运动：仰卧在床上，双腿弯曲，双脚分开，距离略宽于肩，两臂平放在身体两侧，然后用腰部力量将臀部抬高与放下。每天 2 次，每次 20 下左右，可逐步增加次数。

凯格尔运动：用骨盆底肌收缩法将肛门向上收缩，就如同大便完了收缩肛门一样。每天做数次，每次收缩 10~20 下。

产后伤口护理，愈合快少留疤

分娩时的伤口一定要好好护理，如果因护理不当而造成感染，则会导致并发症的出现，如出血、大小便不适、盆腔器官脱垂等。产后伤口恢复的好坏主要和妈妈们的营养状况及日常伤口的护理有关。

高蛋白饮食，让伤口愈合更快

刚生完宝宝的妈妈们很虚弱，免疫力较低，各种病菌容易乘虚而入。月子期内不宜过分控制体重，在胃肠道恢复正常后，妈妈们就要以好消化的高蛋白饮食为主，提高免疫力，控制出血和促进伤口愈合。另外，也不要挑食，每天尽量食物种类丰富，保证营养均衡。还可以选择高膳食纤维的蔬菜和添加了益生菌的酸奶等，以避免排便不畅引起的伤口疼痛、发炎甚至开裂。

顺产侧切伤口的护理

1. 采取会阴部伤口的对侧卧位休息，防止恶露污染伤口。

2. 住院期间，每天用温水擦洗会阴2次，也可以用 0.5% 的碘伏冲洗；排恶露期间，要及时更换卫生巾；大小便后对会阴进行冲洗，晾干伤口后再垫卫生巾。

3. 勤换内裤，保持床单清洁、干燥。

4. 出院后每天适当散步、活动，减少伤口压迫，促进局部血液循环，加速伤口愈合。

5. 会阴切口肿胀的妈妈们可以用 50% 的硫酸镁湿敷外阴，促进血液循环，减轻肿胀。如果切口已经裂开，要及时就医。

剖宫产刀口的护理

1. 每天注意观察伤口的情况，一般来说，横切口比竖切口更容易恢复，时间在 6~8 周。

2. 平时休息可采取两侧翻身的体位，不要趴着。

3. 大笑、咳嗽或者日常活动时，最好用枕头抵住伤口。不要搬举重物，除了喂奶，尽量让家人抱宝宝。

4. 不要泡澡，淋浴时伤口处做好防水处理。

5. 月子期间去做 B 超时（不一定是产后 42 天），如果发现剖宫产切口憩室——子宫切口的地方有一个小凹陷，要立刻到妇科就诊。

妊娠纹护理，避免皮肤过于干燥

肚子在慢慢回缩，这让新妈妈很欣慰，仿佛看到了自己往日的苗条身材。但是在腹壁、大腿内外侧、臀部等处，可能还有一些白色或银白色、有光泽的瘢痕线纹，这就是妊娠纹。妈妈们可以通过一些巧妙的方法淡化瘢痕，让自己容光焕发。

保持湿润，坚持按摩

一部分妊娠纹会在产后数月或1~2年的时间里慢慢变浅，逐渐褪到接近肤色的程度。日常坚持做好皮肤保湿，可以帮助减小妊娠纹和周围皮肤的色差。同时也可以进行按摩，促进皮肤吸收护肤品。

每晚临睡前，两手掌心抹适量妊娠纹防护按摩霜，按照自下而上的顺序慢慢按摩。可以每天3次，上午、下午、晚上各1次，每次按摩时间在3~5分钟。

保持皮肤清洁，多洗澡热敷

洗澡可以促进血液循环，有利于妊娠纹的淡化。不能洗澡时，可以先用毛巾热敷一下，然后用保湿喷雾喷一层，再用绵柔巾湿敷。

控制好体重，别无节制增长

哺乳期内，体重迅速增长会让妊娠纹越来越严重。建议妈妈们少吃甜腻、油炸、刺激性的食物，多吃新鲜蔬菜和水果，每天保证喝6~8杯白开水。如果体重过重，产后减脂就要安排上了。

淡化妊娠纹

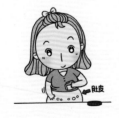

1 取适量妊娠纹防护按摩霜，均匀涂抹于腹部。

2 双手掌心由腹部中心（肚脐以下位置），自下而上向两侧轻轻涂抹。

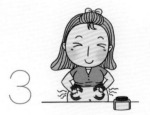

3 再用掌心从下往上画圈，按摩3~5分钟即可。

产后抑郁，家人的呵护很重要

受到激素的影响，产后妈妈难免会产生"坐过山车"一般的心理落差。例如，身材走形、工作上的压力、对老公和家庭的不满等，都会使妈妈的情绪一落千丈。面对这种情况，家人的关心呵护才是解决良方。

不吵架，多交流

面对月子里情绪变化大，甚至患有产后抑郁症的妈妈，家人们应该让她明白情绪波动大并非不正常的现象，鼓励她表达心中的感受并加以倾听，允许她以哭泣或其他方式表达失落、沮丧的情绪。

老公的关心至关重要

作为老公，应了解老婆情绪变化的原因，及时发现老婆的心理问题，然后共同解决。

让她表达坏心情。老婆可能习惯把坏情绪憋在心里，什么都不想说。如果她是这样的状态，老公就应该主动提出，让她说出自己的感受，一吐心中的不快。实在不行就抱着老婆，让她痛痛快快大哭一场。

分担她的任务。多替老婆分担一些照顾宝宝的任务，多留意那些被忽略掉的、由老婆默默承担的小事，只要是能替老婆做的，就尽量接过来，例如，洗宝宝的衣服，给宝宝拍嗝、换尿不湿等。

转移她的注意力。陪老婆散步，做些她喜欢的简单运动，和她一起看综艺节目，给她买一点小礼物，偶尔为她做顿大餐也是不错的选择。其实，最重要的是家人多给予她肯定，多赞扬她做妈妈的伟大。

> 不论何时，家人都要理解她、肯定她、帮助她，这不仅能让妈妈平复情绪，改善抑郁，也是为宝宝创造良好家庭环境的重要条件。

产后失眠，试试情绪调节法

其实，不只是哺乳和照顾宝宝会影响睡眠，妈妈们在产后还会因为其他原因出现失眠问题。有些妈妈为了免受失眠的困扰，会选择服用安眠药，要注意，这是绝对禁止的事情。妈妈可以改变睡前习惯，固定睡前仪式，缓解情绪，安稳睡眠。

每天保持半小时运动量

可以散步、游泳、打羽毛球，也可以睡前 3 小时做瑜伽。这样既不会太过兴奋，又能有一些疲劳感。晚上 8 点以后别做剧烈运动，这样会更加兴奋，反而会降低睡眠质量。

控制晚餐分量

晚餐要控制食量，适当增加蔬菜的量，睡前喝一杯热牛奶，少吃高热量食物。睡前吃太多东西，肠胃负担很大，会不停地蠕动，导致不容易睡着。

入睡前 20 分钟泡泡脚

体内温度和体表温度差值越小，睡意越浓，入睡效果越好。上床前最好用温水泡脚，泡脚水的温度以 40 度左右为宜。泡脚时可以撒一些足浴粉，放一小把艾叶也是可以的，泡到后背微微出汗，这时身体会感觉很轻松。

睡前听音乐

听音乐可以助眠。有研究数据表明，音乐会影响激素分泌。人听着舒缓的音乐，皮质醇水平降低，压力得到释放，身体放松，睡意自然容易降临。

营造舒适的睡眠环境

营造一个安静舒适的睡眠环境可以让情绪更平和，帮助改善失眠。保持卧室安静、温度适宜。临睡前可以将卧室的灯光调暗，关掉多余的灯，只留下一盏暖色台灯或壁灯亮着即可。

爸爸多听妈妈倾诉

如果妈妈是因为反复思考工作上或生活中的一些问题而失眠（这很容易察觉，她总是走神发呆，一副心事重重的模样），那么请爸爸主动和妈妈沟通，听她说出心中的焦虑。

产后脱发，用木梳子勤梳头

产后脱发是暂时的生理现象，"元凶"是雌激素的变化。为减少脱发，哺乳期妈妈应保持心情舒畅，情绪乐观。产后脱发严重者，可在医生指导下适当服用一些补血益肾的药物，如何首乌、覆盆子、熟地黄等。

补充蛋白质，滋养头发

蛋白质是头发最重要的营养来源。因此，妈妈在饮食方面要多加注意，除均衡摄取各种营养外，还应该多补充一些富含蛋白质的食物，如牛奶、鸡蛋、鱼、瘦肉、豆腐等。

少吃甜食、咖啡及辛辣食品

铁、锌、铜这类微量元素是黑色素代谢的基本物质，可以使头发乌黑发亮，因此，妈妈们可以多吃一些猪肝、牛肉、核桃等。此外，甜食、咖啡及辛辣食物不利于头发生长，妈妈们要尽量少吃。

常用木梳梳头

木梳梳齿通常圆钝，梳头时不会损伤头皮。妈妈们平时可以用木梳由上而下轻轻地刮头皮，每天 20~30 次。不宜选用塑料及金属制的梳子，这类梳子在干燥的秋冬季易引起静电。

多按摩头皮，改善产后脱发

每天按摩头皮 5 分钟，对头发的生长有好处。在洗头发的时候，可以用指腹轻轻地按摩头皮，从而促进头发的生长和脑部的血液循环。洗完头后及时吹干头发，注意头皮保暖，防止受凉。

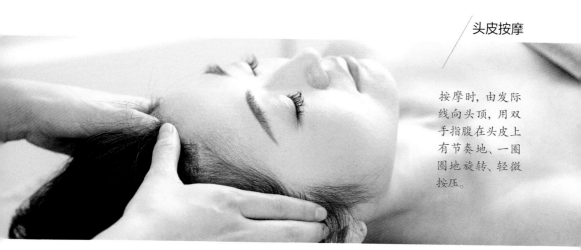

头皮按摩

按摩时，由发际线向头顶，用双手指腹在头皮上有节奏地、一圈圈地旋转、轻微按压。

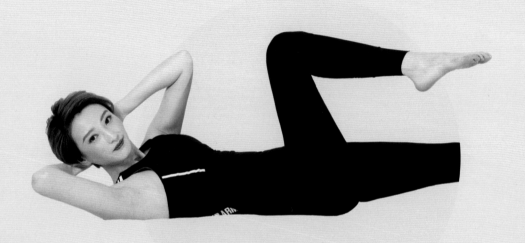

产后恢复训练，

躺着就能瘦

挺拔胸部 找回有弹性的美胸

胸部是妈妈们 S 形曲线中的重要一环。胸部的大小和挺拔与否，大部分是由基因决定的。除了基因以外，怀孕期间雌激素和孕激素的大量分泌，使很多胸小的妈妈在孕期也感受到了胸围变大、罩杯增加的美妙体验。但幸福只是一时的，哺乳期结束后，随着身体脂肪的减少，激素水平恢复正常，乳腺萎缩，妈妈们发现自己的胸部不光变小，还似乎有些下垂了。此外，如果妈妈们两侧乳房哺乳不均匀，还会出现双侧乳房大小不一的情况，而这种现象一旦发生，是很难改善纠正的。

测一测，你的乳房下垂了吗

胸部的挺拔和饱满与结缔组织、乳房脂肪量、胸大肌、皮肤的弹性相关。结缔组织是连接胸部浅筋膜和胸肌筋膜的纤维束，也就是我们常说的悬韧带，起支撑和固定乳房的作用。脂肪组织包裹除了乳晕之外的整个乳腺组织，脂肪组织层厚则乳房大，脂肪组织层薄，那么乳房就小。

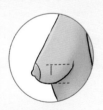
轻度：
乳房下端超过根部1~2厘米

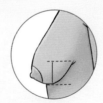
中度：
乳房下端超过根部2~3厘米

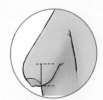
重度：
乳房下端超过根部4~10厘米

瘦身"女王"教你做

第一步 正确哺乳和穿戴内衣

正确的哺乳姿势：宝宝喝奶时过度牵拉乳房容易使乳房松弛、下垂，因此要让宝宝自然地含住乳头和乳晕。每次哺乳后，妈妈可以用手轻轻托起乳房，按摩 2~5 分钟。

正确穿戴内衣：妈妈在哺乳期内乳腺中充满乳汁，乳房重量明显增加，更容易加重下垂、外扩的程度。在这关键时期，选用松紧合适（不要过于宽大，也不宜太紧）的文胸能发挥较佳的提托效果。

第二步　找到关键肌肉——初步激活，改善下垂

舒展训练：肩背环绕、弹力带胸前拉开

　　舒展训练主要是为了放松胸大肌和肩关节。在锻炼胸部之前要让胸部和肩部打开，肩袖肌群的稳定可以帮助妈妈们做胸部训练时有更好的发力感。

激活训练：哑铃上举、哑铃并手卧推

　　这两组动作在胸部舒展的同时能激活胸大肌，改善产后胸部下垂。

练这里

　　如果你已经有乳房下垂的情况，不用太担心，乳房是附着在胸大肌上的，加强对胸大肌的锻炼，可以改善胸部下垂的情况。

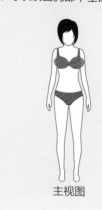

主视图

第三步　打造完美胸部——挺拔、聚拢、恢复弹性

升级训练：哑铃仰卧飞鸟、哑铃推胸、跪姿俯卧撑

　　前两组动作对运动轨迹要求更高一些，做完之前的激活动作，胸部发力感会更好。动作过程中后背肩胛骨要稳定，这样发力感会更容易集中在胸部，手臂起落时的运动轨迹也会更标准。

　　最后一个动作对上肢力量要求比较高，不仅需要手臂的力量，还需要整体核心的参与。刚开始不用急着一次做很多个，随着体重的减轻和体力的增加，你可以做得越来越多，越来越标准。

哑铃属于自由力量器械，妈妈们在家可以随时用它锻炼。但要选择合适的重量，不妨从1.5千克开始。

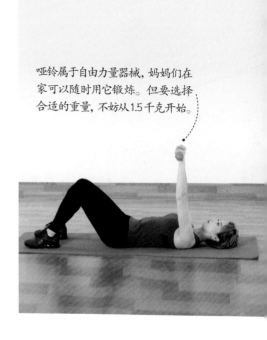

肩背环绕
改善含胸状态

恢复目标： 放松紧张的胸前肌肉，加强背部薄弱肌肉

意识控制： 感受胸背肌肉的拉伸感

瘦身要领： 向前画圈时打开背部肌肉，向后画圈时打开胸腔，感受肩胛骨可以夹一支笔

1 站姿，双脚分开，与肩同宽，头往上延展，脊柱往上拉长。把手指搭放在肩部，用手肘在身体前方画圈，从小圈开始，画到大圈，慢慢画，直到肘尖相碰，尽可能打开背部肌肉。

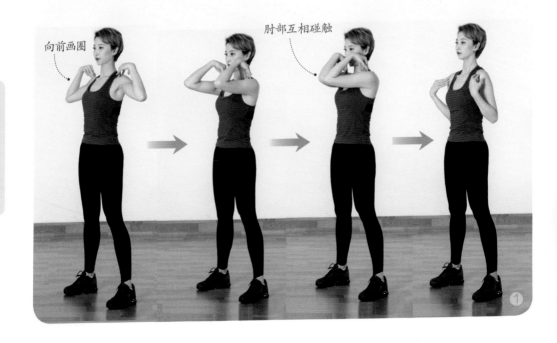

向前画圈　　　　　　　肘部互相碰触

改
善
含
胸

恢复指数　1 2 3 4 5

动动就能瘦
前后方各10圈为1组
练习2组
中间休息1分钟

何时开始练
顺　产: 产后1个月
剖宫产: 产后1个月

2 反方向画圈, 从小圈开始, 慢慢画, 用手背找耳朵, 想象肩胛骨之间夹住一支笔。尽可能打开胸腔, 会发现呼吸变得更加顺畅。

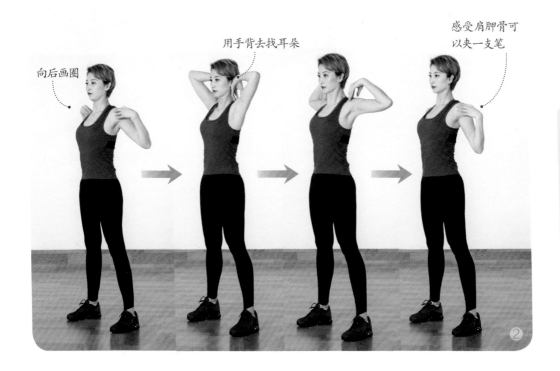

向后画圈

用手背去找耳朵

感受肩胛骨可以夹一支笔

改善含胸

②

弹力带胸前拉开
辅助激活胸大肌

恢复目标：锻炼手臂肌肉力量，舒展胸大肌
意识控制：手臂用力
瘦身要领：手臂与身体夹紧用力

1 站姿，将弹力带的两头卷在手上，双臂夹紧身体两侧，小臂抬起向前伸直，双手握拳向上。

2 吸气准备，呼气的同时用力将弹力带向两侧水平拉开，保持1秒。

3 还原，重复练习。

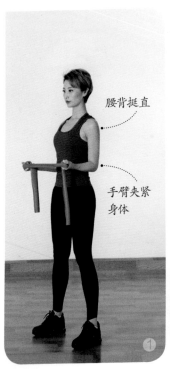

腰背挺直

手臂夹紧身体

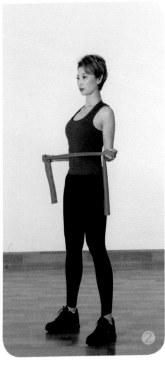

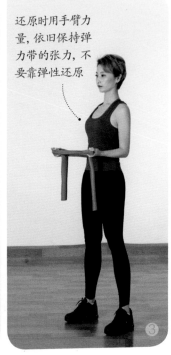

还原时用手臂力量，依旧保持弹力带的张力，不要靠弹性还原

舒展胸肌

哑铃上举
紧实胸部肌肉

恢复目标：提升胸大肌，改善产后胸部下垂
意识控制：胸部肌肉发力
瘦身要领：背部贴紧瑜伽垫；手肘上举时微微弯曲，手臂向后举时不要碰到地面

恢复指数　1　**2**　3　4　5

动动就能瘦
10次为1组
练习3组
中间休息30秒

何时开始练
顺　产：产后1个月
剖宫产：产后3个月

1 仰卧，双腿弯曲，双脚分开，与肩同宽，双手握住哑铃两侧，举在胸前上方。

2 吸气准备，呼气的同时手臂向上抬起至胸部上方，在顶端停留1~2秒，吸气然后手臂慢慢向头后落下。慢慢放回手臂，重复练习。

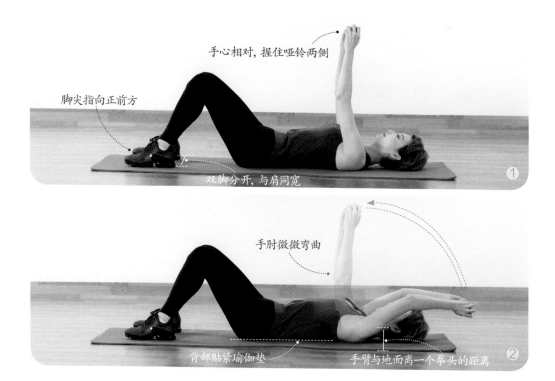

脚尖指向正前方

手心相对，握住哑铃两侧

双脚分开，与肩同宽

①

手肘微微弯曲

背部贴紧瑜伽垫

手臂与地面离一个拳头的距离

②

改善胸部下垂

哑铃并手卧推
摆脱产后乳房下垂

恢复目标：预防产后胸部下垂，聚拢胸部肌肉
意识控制：胸部肌肉发力
瘦身要领：背部贴紧瑜伽垫；预备姿势，哑铃不要
贴在胸部上；举臂时手肘微微弯曲

恢复指数	1	2	3	4	5

动动就能瘦
10次为1组
练习3组
中间休息30秒

何时开始练
顺　产：产后1个月
剖宫产：产后3个月

1　仰卧，双腿弯曲，双脚分开，与肩同宽，背部贴紧瑜伽垫，双手
　　交叠拿哑铃，放于胸部正上方。

2　吸气准备，呼气的同时胸部肌肉发力，手臂向上抬高，在顶端停
　　1~2秒，吸气还原。

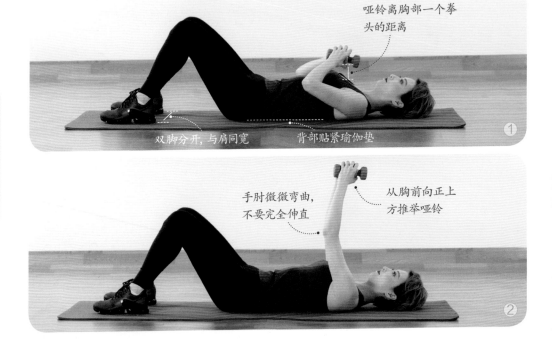

哑铃离胸部一个拳头的距离

双脚分开，与肩同宽　　背部贴紧瑜伽垫

①

手肘微微弯曲，不要完全伸直

从胸前向正上方推举哑铃

②

聚拢胸部肌肉

哑铃仰卧飞鸟
预防哺乳导致的乳房变形

恢复目标：聚拢胸部肌肉，让乳房恢复产前的挺拔
意识控制：胸部肌肉发力
瘦身要领：背部贴紧瑜伽垫；双手与胸部平行；预备姿势，手臂与地面保持一定距离；举臂时手肘微微弯曲，手腕不要后翻

恢复指数	1	2	3	4	5

动动就能瘦
15次为1组
练习3组
中间休息30秒

何时开始练
顺 产：产后1个月
剖宫产：产后3个月

1 仰卧，双腿弯曲，双脚分开，与肩同宽，背部紧贴瑜伽垫，双手各拿一个哑铃，打开，手心向上。

2 吸气准备，呼气的同时胸部肌肉发力，向上举起手臂，吸气还原。

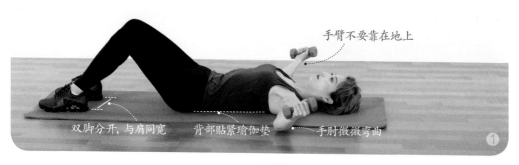

手臂不要靠在地上

双脚分开，与肩同宽　　背部贴紧瑜伽垫　　手肘微微弯曲

①

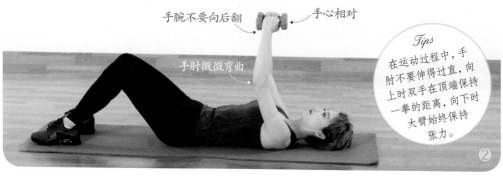

手腕不要向后翻　　手心相对

手肘微微弯曲

Tips
在运动过程中，手肘不要伸得过直，向上时双手在顶端保持一拳的距离，向下时大臂始终保持张力。

②

紧致胸部

哑铃推胸
挺拔胸部，哺乳和美胸兼得

恢复目标：聚拢胸部肌肉，改善哺乳后乳房松弛
意识控制：胸部肌肉发力
瘦身要领：背部贴紧瑜伽垫；预备姿势，双手与胸部平行，小臂与大臂的夹角呈90度；举臂时手腕向上向内聚拢，不要外翻

1　仰卧，双腿弯曲，双脚分开，与肩同宽，背部贴紧瑜伽垫，双手各拿一个哑铃，打开至胸部水平的位置，小臂垂直于地面。

2　吸气准备，呼气的同时手臂向上部中间抬起，手腕向上向内聚拢，吸气还原。

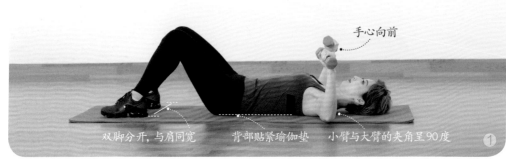

手心向前

双脚分开，与肩同宽　　背部贴紧瑜伽垫　　小臂与大臂的夹角呈90度　❶

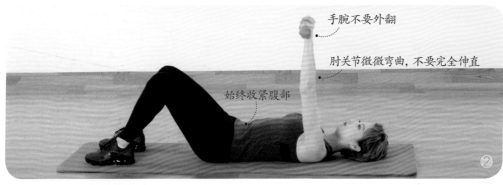

手腕不要外翻

肘关节微微弯曲，不要完全伸直

始终收紧腹部　❷

挺拔胸部

跪姿俯卧撑
保持乳房弹性

恢复目标：刺激胸部肌肉，产后胸部塑形
意识控制：胸部肌肉发力，腹部收紧
瘦身要领：预备姿势，双腿分开，与髋关节同宽，
双手打开两个肩膀的距离；身体向下时背部挺直，
收紧腰腹核心，不要塌腰

恢复指数 1 2 3 4 5

动动就能瘦
8次为1组
练习3组
中间休息30秒

何时开始练
顺 产：产后1个月
剖宫产：产后3个月

1 跪立，双手和双膝着地，双腿并拢，双手打开两个肩膀的距离。
小腿交叉，注意收紧腰腹。

2 吸气的同时身体向下，呼气的同时胸部肌肉发力，双手推地，撑
起身体。

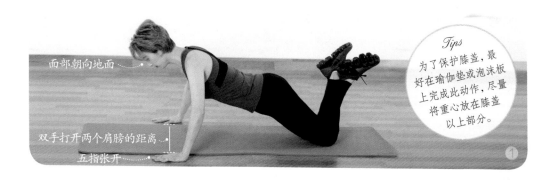

面部朝向地面

双手打开两个肩膀的距离

五指张开

Tips
为了保护膝盖，最
好在瑜伽垫或泡沫板
上完成此动作，尽量
将重心放在膝盖
以上部分。

胸部塑形

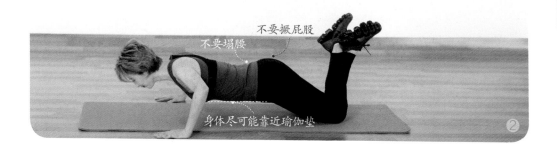

不要撅屁股
不要塌腰
身体尽可能靠近瑜伽垫

练好腹部 如少女般紧实

产后妈妈们变化最大的就是肚子，也就是腹部。孕期随着胎宝宝长大，妈妈的肚子会变得越来越大，不断增大的子宫会将两条腹直肌从腹白线的位置拉开，造成腹直肌分离的现象。腹直肌分离不仅会造成产后肚子依旧松松垮垮，影响美观，严重的还会导致小肠疝气。

腹直肌分离通常会自行恢复，但时间比较长。如果腹直肌没有恢复正常，那么不建议多做锻炼腹部的动作，盲目的训练反而会加剧腹直肌分离。在做训练之前，建议大家自检一下腹直肌分离的情况，根据自身情况选择恢复方法和运动强度。

别着急，锻炼之前测一测腹直肌

仰卧在瑜伽垫上，腹部用力，轻轻抬起头与肩胛骨，右手手指并排垂直于腹直肌方向，在肚脐上方一点的位置向下按压，感受腹直肌的分离距离，1~2指的距离是恢复正常的状态，如果间隙大于3个手指宽度或者更多，那么一定要避免剧烈的腹部锻炼。可以在平时尝试绑收腹带来帮助收紧和恢复。

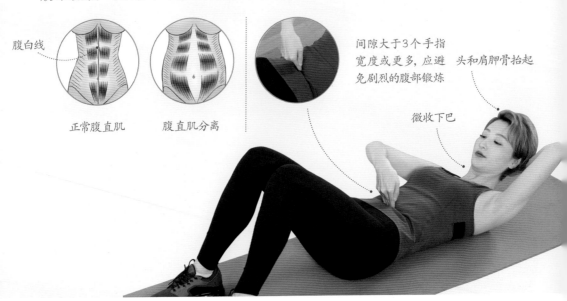

腹白线

正常腹直肌　　腹直肌分离

间隙大于3个手指宽度或更多，应避免剧烈的腹部锻炼

头和肩胛骨抬起

微收下巴

整个孕期，妈妈们的腹部呈现一种由内而外变大的趋势，深层核心肌肉的改变应该引起关注。腹部深层另一块非常重要的肌肉就是腹横肌，它像一件紧身衣，紧紧包裹住躯干，当腹部受到外力刺激时，它会紧紧绷起，保护内脏。但是，孕期妈妈们的肚子从内而外被撑大，内脏错位，再加上 10 个月缺乏腹部锻炼，便会造成腹横肌松弛。妈妈们觉得腰腹围度很难改善，有的时候不仅是因为脂肪层厚，还有很大一部分原因是腹横肌没有收紧。

腹横肌松弛的妈妈们，腹部在外观上有比较明显的变化。处于正常站立体位，且腹部处于放松状态时，可见较明显的凸出；腹部用力时，凸出可大幅度减小甚至消失。除了外观有明显的变化外，腹横肌松弛还会导致腹肌无力，这是因为腹横肌具有收缩腹腔、增加腹压的作用，所以会影响咳嗽、排便等日常行为。

腹横肌位置自测

站立姿势，咳嗽一下，上腹部收缩的那块肌肉就是腹横肌，它位于肌肉深层，作用是保护腹内的重要器官。既然找到了很久没有锻炼的腹横肌，就要先激活它，然后再做针对性练习。

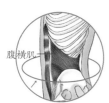
正常腹横肌

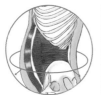
腹横肌松弛

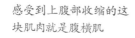

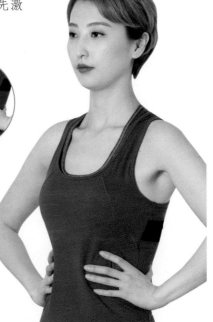

感受到上腹部收缩的这块肌肉就是腹横肌

👑 瘦身"女王"教你做

第一步 正确站立、坐着、躺下、起床

站立、坐着、躺下、起床，这些日常生活中看似平常的小动作，如果做得不对或不好，对腹直肌分离的妈妈们来说，是会加重分离的。因此，妈妈们要时刻注意以下两个日常生活中的关键点。

站立和坐着，时刻收小腹：在站立或坐着的时候，要注意收小腹，不要把小肚子和骨盆都挺出去，因为这样不仅对腰椎的压力比较大，也会让腹部核心力量越来越"懒"，不利于腹直肌的恢复。毕竟妈妈们每天大部分时间都是站立和坐着的状态，而每次训练只有几分钟，想要通过短时间的训练来对抗长时间的不良体态是比较难的。但如果渐渐养成了良好的体态，加以适当训练，整个人看起来就会更挺拔，更有气质。

躺下和起床，采取过渡姿势：腹直肌还没有恢复正常的妈妈们，每天起床和躺下的时候，不要"一咕噜"爬起来或躺下去，而要采取一个过渡姿势。当准备躺下睡觉时，先坐在床边，用一侧手肘支撑侧躺，然后再过渡到躺平的姿势。起床的时候也一样，先用一侧手肘把身体侧撑起来，再完全坐直，而不是像仰卧起坐那样直接用腹部的力量坐起来。因为腹直肌还在分离状态时，没有控制的突然发力会让腹压增大，容易加重腹直肌分离。

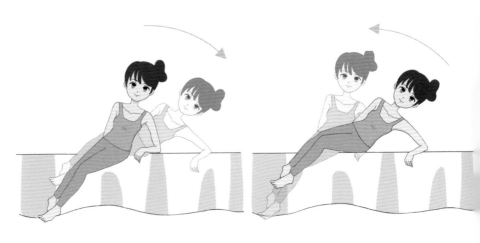

躺下的正确姿势 　　　　　 起床的正确姿势

第二步 找到关键肌肉，初步激活核心肌群，紧致腹部

激活训练：腹横肌激活——收腰呼吸法、腹部激活、胸部抬起

当腹直肌处于分离状态时，妈妈们做卷腹等腹部训练，位于深层的腹横肌很难被调动起来，发力感也是比较弱的。因此，在做腹肌训练之前，先结合呼吸做一做深层的腹横肌激活训练是很有必要的，这样在之后的训练中，才能让腹肌更多地发力。

基础训练：静力撑初级、跪姿侧支撑、四点支撑中级、100 拍

妈妈们想要紧实的腹部，并不用着急做卷腹，而是需要先练好深层的核心肌群，这对妈妈们的体态来说很重要。静态支撑类的动作较为合适。以上 4 组动作可以很好地练到腹横肌、腹内外斜肌、背部多裂肌，让腰腹部一圈更稳、更有力。如果训练中发现身体肌肉力量不平衡，多加练习就可以慢慢调整好。

练这里

本节介绍适合产后妈妈恢复平坦小腹的高效训练动作，从激活到基础再到升级训练，难度层层递增。

腹横肌位于腹直肌的下层，在腰腹一圈的位置，学会收紧腹横肌，一个月至少可以缩小 10 厘米的腰围！

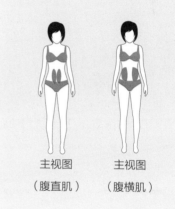

主视图　　　　主视图
（腹直肌）　　（腹横肌）

第三步 打造产后平坦腹部，恢复肌肉弹性

升级训练：四点跪姿支撑进阶、仰卧抬腿、单腿伸展、双腿伸展、100 拍进阶

经过上述的激活和深层核心肌群训练之后，妈妈们可以进行难度更高的训练动作了。这几个动作活动幅度较大，腹内压容易增加，因此一定要循序渐进地训练，不要着急跳跃难度。如果深层的肌肉没有练好就直接进行难度更高的动作，不仅训练动作发力感会弱一些，还会加重腹直肌的分离。

腹横肌激活——收腰呼吸法
产后紧致腹部

恢复目标: 激活腹横肌,启动产后腹部运动
意识控制: 收紧腹部
瘦身要领: 鼻吸气,嘴吐气,边吐气边收紧腹部

恢复指数　1　2　3　4　5

动动就能瘦
3次吐气为1组
练习3组
中间休息30秒

何时开始练
顺　产:产后1个月
剖宫产:产后3个月

1 站立,双脚分开,与肩同宽,双手放在肋骨下沿,叉腰。

2 用鼻子吸气,让空气灌满胸腔,感觉肋骨像拉开的手风琴一样,此时腹部保持不动。

3 缓缓吐气,边吐气边收紧腹部。感觉快没气可吐的时候,给腹部一个压力,再吐一口气并向内收紧腹部。

紧致腹部

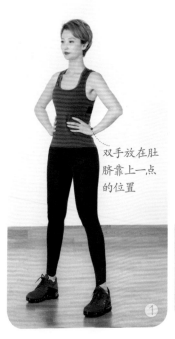

双手放在肚脐靠上一点的位置

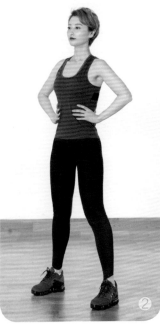

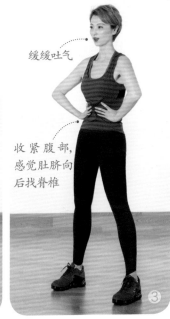

缓缓吐气

收紧腹部,感觉肚脐向后找脊椎

腹部激活
紧实腹部肌肉

恢复目标： 锻炼腹部肌肉，增强腹部力量
意识控制： 吐气的同时收紧腹部
瘦身要领： 伴随呼吸收紧、放松腰腹

恢复指数 1 2 3 4 5

动动就能瘦
10~15次为1组
练习3组
中间休息30秒

何时开始练
顺　产：产后1个月
剖宫产：产后3个月

1 坐姿，双脚分开，与肩同宽，腰背挺直，身体向后倾，与地面的夹角呈45度，双臂向前伸直，摆在膝盖上，感觉前侧腹部和背部同时发力，维持姿势。身体因力量不够而发抖是很正常的。

2 吸气，双臂向两侧打开，气体吸入胸腔；呼气，双臂向内合，回到起始位置，随着呼气，腹部向内收，感觉肚脐向后找脊柱。

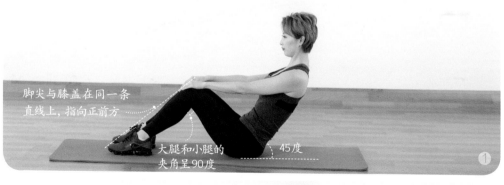

脚尖与膝盖在同一条
直线上，指向正前方

大腿和小腿的
夹角呈90度

45度

①

增强腹部力量

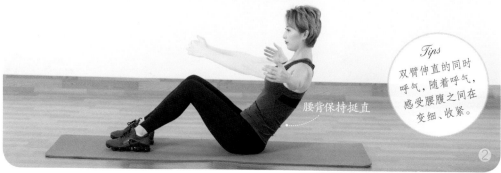

腰背保持挺直

Tips
双臂伸直的同时
呼气，随着呼气，
感受腰腹之间在
变细、收紧。

②

胸部抬起
收紧小腹，辅助子宫复位

恢复目标：锻炼上腹部肌肉，激活腰腹核心，强化腹肌

意识控制：腹肌紧绷

瘦身要领：靠腹部的肌肉发力，带动上半身抬起

恢复指数 1 2 3 4 5

动动就能瘦
15~20次为1组
练习3组
中间休息30秒

何时开始练
顺　产：产后2个月
剖宫产：产后5个月

1 仰卧，双腿弯曲，双脚分开，背部贴紧瑜伽垫，双手放在大腿上。

2 抬起头部，收紧下巴，用腹部的力量带动起上半身，至肩胛骨离开垫子，手随着身体向上向膝盖滑动，指尖伸至膝盖高点时，吸气，身体下落。还原，重复动作。

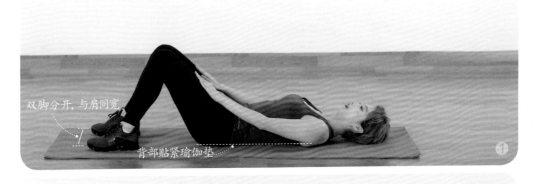

双脚分开，与肩同宽

背部贴紧瑜伽垫

①

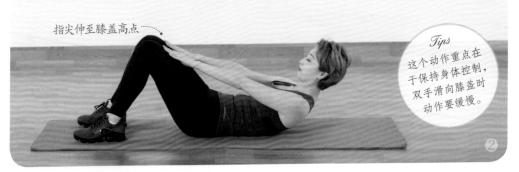

指尖伸至膝盖高点

Tips
这个动作重点在于保持身体控制，双手滑向膝盖时动作要缓慢。

②

助子宫复位

静力撑初级
产后腹部不再松垮

恢复目标： 锻炼腹部肌肉，减掉腹部赘肉
意识控制： 呼气的同时收紧腹部
瘦身要领： 手臂和脚尖力量支撑身体的同时，收紧腰部

恢复指数	1	2	3	4	5

动动就能瘦
15秒为1组
练习4组
中间休息1分钟

何时开始练
顺 产：产后3个月
剖宫产：产后6个月

1 跪立，双手、双肘和双膝着地。双手打开，与肩同宽，双脚分开，与髋关节同宽，脚尖点地。

2 抬起膝盖，撑起身体。还原屈膝姿势，重复动作。

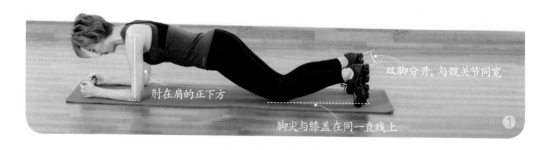

双脚分开，与髋关节同宽

肘在肩的正下方

脚尖与膝盖在同一直线上

①

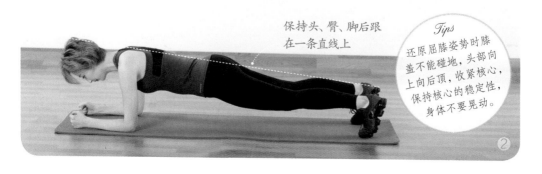

保持头、臀、脚后跟
在一条直线上

Tips
还原屈膝姿势时膝盖不能碰地，头部向上向后顶，收紧核心，保持核心的稳定性，身体不要晃动。

②

改善腹部松垮

跪姿侧支撑
减掉腹部赘肉

恢复目标： 刺激腹部肌肉，稳定身体平衡
意识控制： 腹肌紧绷
瘦身要领： 大腿和小腿的夹角呈90度，头、肩、髋、大腿在一条直线上

恢复指数 1 2 3 4 5

动动就能瘦
左右各30秒为1组
练习3组
中间休息30秒

何时开始练
顺　产：产后1个月
剖宫产：产后3个月

侧卧，屈肘，下方手臂支撑在地面上，双膝向后弯曲，大腿和小腿的夹角呈90度，保证膝盖、髋、肘部在一条直线上。抬上方手臂，至手指指向天花板。吸气准备，呼气的同时侧腰用力，臀部轻轻抬起，支撑30秒。还原，交换体位练习。

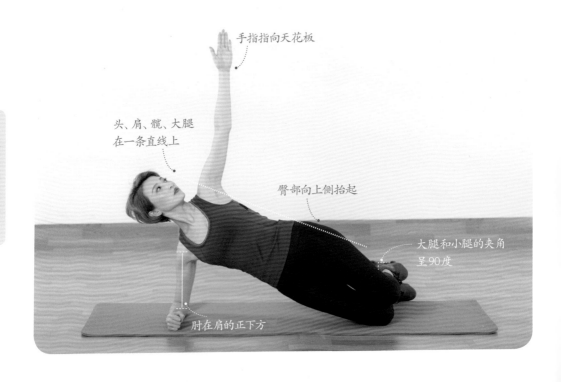

手指指向天花板

头、肩、髋、大腿
在一条直线上

臀部向上侧抬起

大腿和小腿的夹角
呈90度

肘在肩的正下方

减腹部赘肉

四点支撑中级
告别大肚子

恢复目标： 锻炼腹部肌肉，帮助瘦腹部
意识控制： 呼气的同时收紧腹部
瘦身要领： 四肢支撑；单腿弯曲找同侧手肘

恢复指数 1 2 3 4 5

动动就能瘦
左右腿各15秒为1组
练习3组
中间休息30秒

何时开始练
顺　产：产后3个月
剖宫产：产后6个月

1 双手、双脚支撑在瑜伽垫上，五指张开，身体呈一条直线。

2 吸气准备，呼气屈右膝，上提，用膝盖去找同侧手肘。还原，换
　脚练习。保持呼吸顺畅。

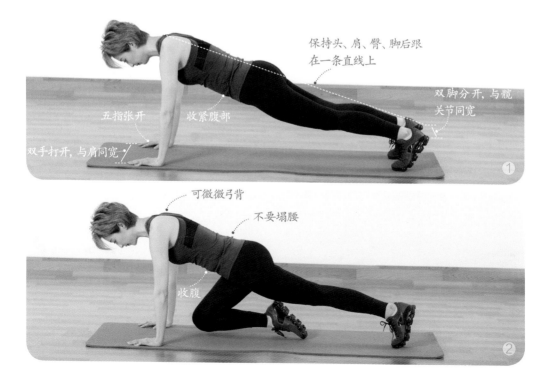

保持头、肩、臀、脚后跟
在一条直线上

双脚分开，与髋
关节同宽

五指张开　　收紧腹部

双手打开，与肩同宽

①

可微微弓背

不要塌腰

收腹

②

瘦腹部

100拍
找回孕前平坦小腹

恢复目标： 刺激腹部肌肉，减小腰腹围度
意识控制： 拍打过程中，如果身体处于不稳定状态，就用核心力量平衡身体
瘦身要领： 拍打过程中，每吸气1次拍打5次，每呼气1次拍打5次

恢复指数 1 **2 3** 4 5

动动就能瘦
100次为1组
练习2组
中间休息1分钟

何时开始练
顺　产：产后2个月
剖宫产：产后5个月

1 仰卧，双腿弯曲，双脚分开，与肩同宽。收紧下巴，双手向上伸直，手指指向天花板，手心向前。

2 双手下压，用腹部带动上半身抬起至肩胛骨离开垫子，手臂在双腿外侧轻轻向下拍打100次。吸气拍打5次，呼气拍打5次。

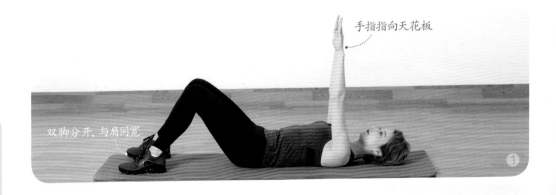

手指指向天花板

双脚分开，与肩同宽

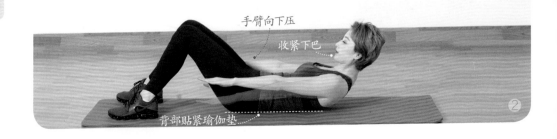

手臂向下压

收紧下巴

背部贴紧瑜伽垫

打造平坦小腹

四点跪姿支撑进阶
练出小蛮腰

恢复目标: 锻炼腹部肌肉, 产后收紧小腹
意识控制: 吐气的同时收紧腹部
瘦身要领: 四肢跪立支撑, 练习时膝盖轻抬, 撑起身体, 用鼻吸气, 用嘴呼气

恢复指数 1 2 3 4 5

动动就能瘦
15~25秒为1组
练习3组
中间休息30秒

何时开始练
顺　产: 产后1个月
剖宫产: 产后3个月

1　跪立, 双手和双膝着地。双手打开, 与肩同宽, 脚尖点地。

2　将膝盖轻抬, 离地5厘米, 用双手和双脚脚尖撑起身体。鼻子吸气, 感觉肋骨像拉开的手风琴一样横向打开。像吹气球一样用嘴呼气, 边呼气边收紧腹部, 做10次呼吸。还原, 重复练习。

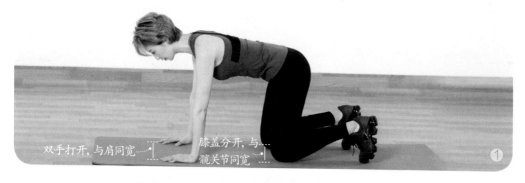

双手打开, 与肩同宽　　膝盖分开, 与髋关节同宽　　①

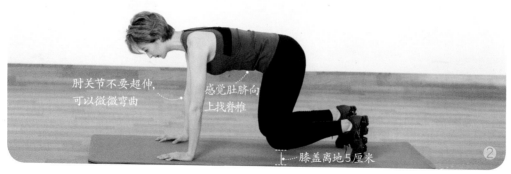

肘关节不要超伸, 可以微微弯曲　　感觉肚脐向上找脊椎　　膝盖离地5厘米　　②

練出小蛮腰

仰卧抬腿
摆脱"游泳圈"

恢复目标： 锻炼下腹部，让妈妈的腹部变紧实
意识控制： 抬腿吸气，落腿呼气，意念集中于腹肌
瘦身要领： 用腹肌控制双腿，缓缓落下

恢复指数	1	2	3	4	5

动动就能瘦
20次为1组
练习3组
中间休息30秒

何时开始练
顺　产：产后3个月
剖宫产：产后6个月

仰卧，双手自然放于身体两侧。双腿向上抬起，至脚尖指向天花板。靠下腹部的力量让双腿缓缓落下，越往下腹部会越酸，然后再缓缓抬起。腰肌力量较弱的妈妈可以弯曲双腿，大腿和小腿的夹角呈90度，把手放在臀部下方，将臀部垫高，减少腰部发力。

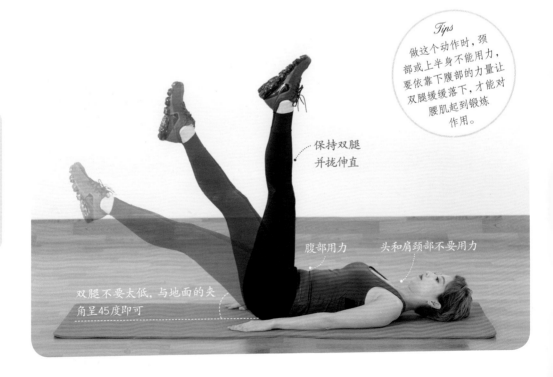

Tips
做这个动作时，颈部或上半身不能用力，要依靠下腹部的力量让双腿缓缓落下，才能对腰肌起到锻炼作用。

保持双腿并拢伸直

腹部用力

头和肩颈部不要用力

双腿不要太低，与地面的夹角呈45度即可

摆脱『游泳圈』

单腿伸展
瘦出腹部曲线

恢复目标: 收紧腹部,使腹部曲线变流畅

意识控制: 换腿时吸气,抱腿时呼气,意念集中于腹肌

瘦身要领: 动作过程中保持自然呼吸

恢复指数 1 2 3 4 5

动动就能瘦
左右腿各15次为1组
练习3组
中间休息30秒

何时开始练
顺　产:产后2个月
剖宫产:产后5个月

1 仰卧,双腿慢慢抬起,至双腿与瑜伽垫的夹角呈45度,一条腿伸直,一条腿弯曲,用双手抱住弯曲腿的膝盖,向身体拉近。

2 上半身轻轻抬起,至肩胛骨离开瑜伽垫。保持上半身抬起,交替伸腿。

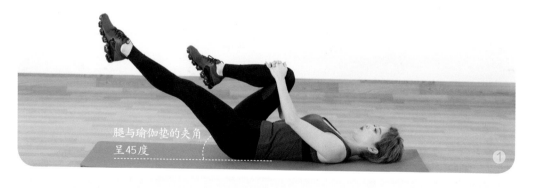

腿与瑜伽垫的夹角呈45度

①

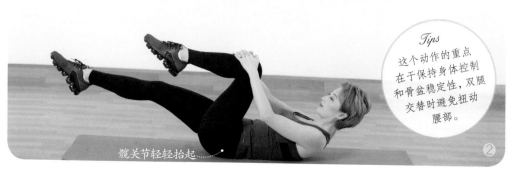

髋关节轻轻抬起

②

Tips
这个动作的重点在于保持身体控制和骨盆稳定性,双腿交替时避免扭动腰部。

瘦出腹部曲线

双腿伸展
恢复腹部肌肉弹性

恢复目标: 收紧腹肌,告别产后松垮小肚腩
意识控制: 伸展身体时吸气,抱腿时呼气
瘦身要领: 腹部用力,带动起上半身

动动就能瘦
20次为1组
练习3组
中间休息30秒

何时开始练
顺　产:产后2个月
剖宫产:产后5个月

1 仰卧,双手向头顶方向伸直。双腿慢慢抬起,至与瑜伽垫的夹角呈60度。

2 吸气准备,呼气的同时腹部用力,带动起上半身,至肩胛骨离开瑜伽垫,双腿弯曲,双手向身体两侧打开画圈,向前抱住膝盖。回到动作1,双腿、双臂打开,重复练习,动作过程中保持自然呼吸。

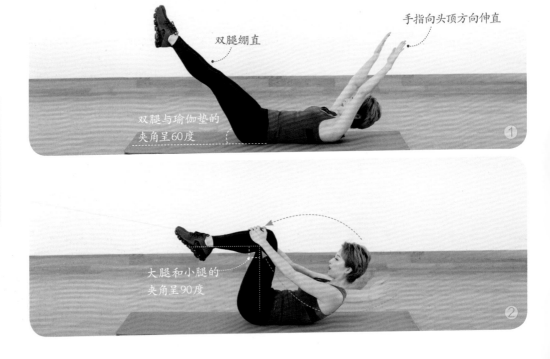

双腿绷直

手指向头顶方向伸直

双腿与瑜伽垫的夹角呈60度

①

大腿和小腿的夹角呈90度

②

一 拯救松垮肚腩 一

100拍进阶
甩掉"妈咪肚"

恢复目标: 刺激腹部肌肉,产后瘦腹

意识控制: 拍打过程中,如果身体处于不稳定状态,就用核心力量平衡身体

瘦身要领: 拍打过程中,每吸气1次拍打5次,每呼气1次拍打5次

恢复指数	1	2	3	4	5

动动就能瘦
100次为1组
练习2组
中间休息1分钟

何时开始练
顺　产:产后2个月
剖宫产:产后5个月

1　仰卧,双膝并拢抬起,至小腿与地面平行,大腿和小腿的夹角呈90度,收紧下巴,双手伸直,手指指向天花板。

2　双手下压,用腹部带动上半身至肩胛骨离开瑜伽垫,手臂在双腿外侧轻轻向下拍打100次。

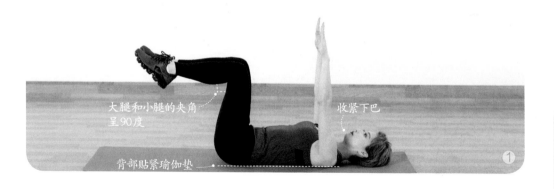

大腿和小腿的夹角呈90度

收紧下巴

背部贴紧瑜伽垫

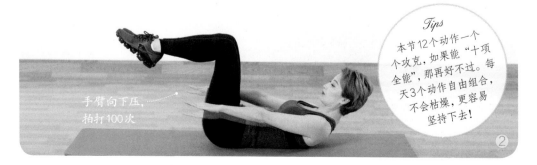

手臂向下压,拍打100次

Tips
本节12个动作一个个攻克,如果能"十项全能",那再好不过。每天3个动作自由组合,不会枯燥,更容易坚持下去!

甩掉"妈咪肚"

提臀 再现S形身材

产后妈妈的另一大困扰，就是屁股变大，瘦不回去了，即便体重已经恢复到孕前水平，但是以前穿的牛仔裤还是系不上扣，胯部明显比原来大了一圈。这是什么原因呢？

骨盆是由很多块骨骼，经韧带和软组织连接而成的。孕期，妈妈的身体会分泌松弛素，使骨盆韧带、耻骨联合变得松弛，以便分娩的时候宝宝可以顺利娩出。产后妈妈如果不进行骨盆稳定性的训练，就难免耻骨复位不良、骨盆变宽、屁股变大，还会有耻骨错位的情况出现，造成产后耻骨疼痛，情况严重的甚至不能走路。

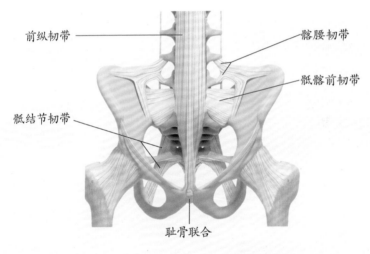

前纵韧带　　髂腰韧带　　骶髂前韧带　　骶结节韧带　　耻骨联合

女性正常骨盆示意图

瘦身"女王"教你做

第一步　戒掉"二郎腿"

戒掉跷"二郎腿"：日常生活中尽量避免久坐，因为久坐会让臀部肌群萎缩、退化。还有一点需要格外注意——不要跷"二郎腿"。习惯性跷"二郎腿"容易让骨盆更加不对称，出现明显的长短腿、大小臀，严重时还会压迫神经引起腿麻。

走路时用臀发力：肌肉也是用进废退的。妈妈们平时走路的时候要学会用臀发力带动腿迈开，这样即使走再多路也不用担心腿会粗。臀部力量利用好可以让腿形越来越好看，臀部还会越来越翘。

第二步 找到关键肌肉，激活臀部肌群，紧致臀部

舒展训练：臀桥

　　在做臀部锻炼之前，妈妈们可以先做臀部的激活训练——臀桥。臀桥是可以直接训练臀部的动作，而且对产后妈妈来说，这个动作对其他部位关节的压力比较小。

　　臀桥对练习场地要求不高，一张瑜伽垫，甚至是较硬的床都是可以的。这个简单的动作有很多好处，例如，激活臀部肌肉，激活大腿后侧腘绳肌，可以有效减少大腿前凸的问题。还可以加强腰部肌肉力量，增强腰椎的稳定性，避免腰椎间盘突出的发生。

　　不过，在锻炼时妈妈们要注意动作标准，而且运动量不要过大，以免发生肌肉组织损伤。

练这里

　　针对女性骨盆肌肉的训练尤为重要，本节介绍4种适合产后妈妈训练臀发力的动作，它们可以让产后下垂、扁塌的"妈妈臀"变得圆润、饱满。

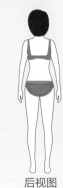

后视图

第三步 刺激臀部肌肉，打造蜜桃般的翘臀

升级训练：侧卧骨盆训练——蚌式、臀部训练初级、跪姿伸髋

　　好多产后妈妈都有一个苦恼，就是臀部两侧是凹陷进去的，而两侧上方的肉又是突出的。这就是典型的"妈妈臀"。蚌式和臀部训练初级这两个动作可以有效锻炼到臀部两侧薄弱的肌肉，跪姿伸髋还能有效锻炼到上臀。这三个动作结合训练，打造3D饱满圆润挺翘的臀部不再是梦想。

做蚌式动作时，需要依靠臀部的力量将上方腿向上抬起。

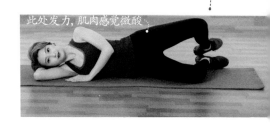

此处发力，肌肉感觉微酸

臀桥
去除臀部赘肉

恢复目标： 去除臀部多余脂肪
意识控制： 注意力集中在臀部肌肉上
瘦身要领： 保持肩部、髋关节、膝盖在一条直线上

恢复指数 1 2 3 4 5

动动就能瘦
10次为1组
练习10组
中间休息1分钟

何时开始练
顺 产：产后第3周
剖宫产：产后第42天

仰卧，屈膝，双脚分开，与髋关节同宽，双手自然放于身体两侧。呼气臀部发力，带动臀部离开地面，保持肩部、髋关节、膝盖在一条直线上。吸气还原，臀部下落时不要接触地面。

Tips
注意夹紧臀部肌肉，脚后跟向下踩实，感觉膝盖向上一直延伸，帮助更好地收紧大腿后侧肌肉。

一收紧臀肌一

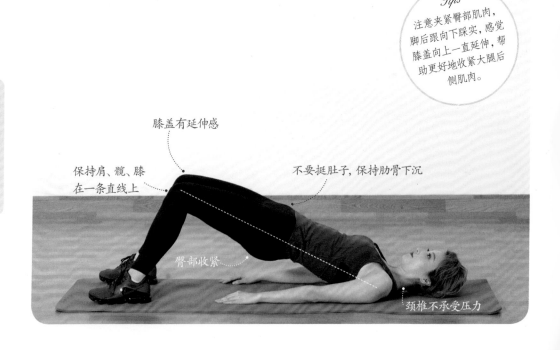

膝盖有延伸感
保持肩、髋、膝在一条直线上
不要挺肚子，保持肋骨下沉
臀部收紧
颈椎不承受压力

侧卧骨盆训练——蚌式
紧实臀部肌肉

恢复目标: 重塑臀部线条
意识控制: 注意力集中在臀部肌肉上
瘦身要领: 整个过程保持收腹和骨盆垂直于地面

恢复指数	1	2	3	4	5

动动就能瘦
左右各20次为1组
练习3组
中间休息30秒

何时开始练
顺　产: 产后1个月
剖宫产: 产后3个月

1　侧卧,下方手臂放在头下,上方手臂放在身体前侧做支撑,屈双膝,大腿和小腿的夹角呈90度,保持骨盆垂直于地面。

2　上方腿尽力打开,然后再放下去。吸气腿向下放,呼气腿向上打开,练习20次后交换体位练习。

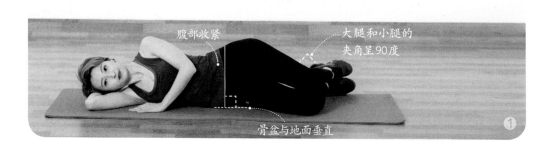

腹部收紧

大腿和小腿的夹角呈90度

骨盆与地面垂直

①

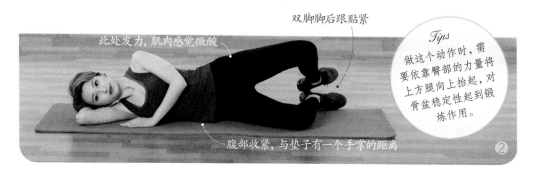

此处发力,肌肉感觉微酸

双脚脚后跟贴紧

腹部收紧,与垫子有一个手掌的距离

Tips
做这个动作时,需要依靠臀部的力量将上方腿向上抬起,对骨盆稳定性起到锻炼作用。

②

提臀部

臀部训练初级
告别产后"大屁股"

恢复目标：紧实臀部肌肉，改善孕期变宽的臀部
意识控制：注意力集中在臀部肌肉上
瘦身要领：整个过程保持收腹和骨盆垂直于地面

恢复指数　1　2　3　4　5

动动就能瘦
左右各15~20次为1组
练习3组
中间休息30秒

何时开始练
顺　产：产后1个月
剖宫产：产后3个月

1 侧卧，下方手臂放在头下，上方手臂放在身体前侧做支撑，下方
腿膝盖弯曲，大腿和小腿的夹角呈90度，上方腿向后侧伸直，勾
脚尖。

2 吸气准备，呼气向后上方抬上方腿，抬到最高点时保持1~2秒，
给臀部更大的刺激，吸气还原。练习15~20次后，交换体位练习。

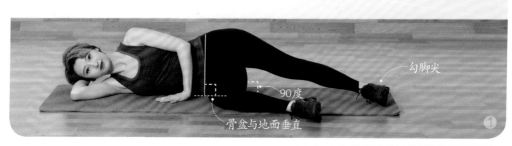

勾脚尖
90度
骨盆与地面垂直
①

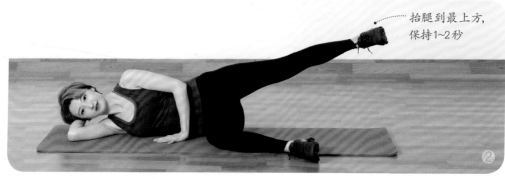

抬腿到最上方，
保持1~2秒
②

一 重塑臀部线条 一

跪姿伸髋
让臀形更挺翘

恢复目标：锻炼骨盆稳定和核心部位，调整因分娩被撑大的骨盆

意识控制：收紧腰腹部肌肉，伸腿时有意识地控制大腿肌肉发力

瘦身要领：一侧大腿向后向上伸直

恢复指数 1 **2** **3** 4 5

动动就能瘦
左右腿各10秒为1组
练习2组
中间休息1分钟

何时开始练
顺　产：产后1个月
剖宫产：产后3个月

1 跪立，双手和双膝着地，手臂在肩的正下方，双手打开，与肩同宽，支撑身体，膝盖在髋关节的正下方，大腿垂直于地面，脚尖着地。

2 保持身体稳定（可以在腰与骨盆间放一本书，保持不掉落），右腿保持90度弯曲，吸气准备，呼气的同时右腿慢慢向后向上伸展，另一条腿脚尖着地，身体不能晃动。保持10秒，换腿练习。

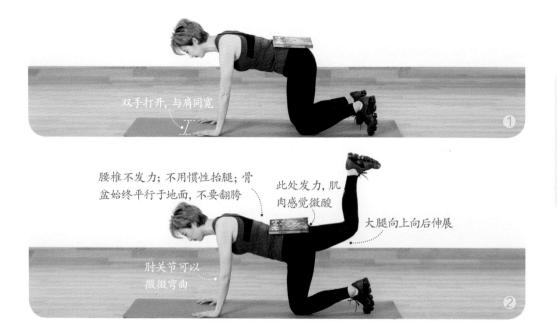

双手打开，与肩同宽

①

腰椎不发力；不用惯性抬腿；骨盆始终平行于地面，不要翻胯

此处发力，肌肉感觉微酸

大腿向上向后伸展

肘关节可以微微弯曲

②

练翘臀

缓解腰痛 预防产后腰椎间盘疾患

很多妈妈，尤其是在生产后第 2 个月，最明显的一个身体感受就是腰疼。由于孕期身体重心前移，为了控制平衡，在走路的时候整个身体就会不自觉地向后倾斜。脊椎过度前屈，脊椎错位的风险加大，对腰椎后端的压力也会增加，造成疼痛。并且，孕期胎盘分泌松弛素，使骨盆韧带及腰椎间的关节韧带松弛，加上生产后腰背肌肉松弛，腰椎负担加重，容易造成疼痛加剧。

除了腰椎前屈度增加、肌肉松弛，产后的一些行为、动作也会加剧腰部疼痛。比如产后经常要做的事——给宝宝换尿不湿、抱宝宝等。脊椎本就松弛，且缺乏肌肉的包裹和保护。这种情况下弯腰拿重物，极易导致脊椎错位。脊椎间的摩擦不仅会带来腰背疼痛问题，也可能会提高日后腰椎间盘突出的概率。

♛ 瘦身女王教你做

第一步 **正确抱宝宝、换尿不湿、提重物**

保持骨盆中立位抱宝宝：两脚分开，重心放在两脚之间，然后手臂、腹部收一些，脊柱向上挺拔延伸，用手臂的力量抱宝宝。

直立身体给宝宝换尿不湿：将尿布台升高，或者妈妈坐在椅子上，直立身体给宝宝换尿不湿。如果日积月累地弯腰，妈妈们的脊椎会逐渐错位，可能造成疼痛。

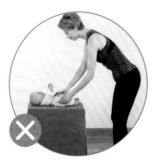 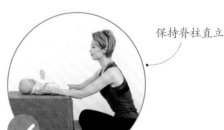

保持脊柱直立

下蹲一点再搬重物：搬重物的时候可以想象一下举重运动员的准备姿势，双脚分开，臀部向后坐，然后双脚蹬地，臀部、背部、核心、双手都参与进来，把重物搬起来。如果东西太重，妈妈们别太勉强，找爸爸来搬就行。

第二步　找到关键肌肉，增强其力量和柔韧性

基础训练：背部飞燕1、背部飞燕2、
背部字母练习

有的妈妈会疑惑，为什么腰痛要做背部练习？下背部有两块重要的肌肉：髂腰肌和竖脊肌。弯腰动作长期做不对，髂腰肌和竖脊肌会出现损伤。肌肉张力不足，肌肉力量减弱，就会导致妈妈们腰酸、腰痛。

这三个动作构成一组循序渐进的背部训练，练习一段时间后，不仅腰背疼痛的问题可以得到明显改善，妈妈们还会发现，自己的背部肌肉变得有力，虎背熊腰的身形也渐渐改变了。

但如果这组动作加重了腰部疼痛，那就表示它们不适合你，要及时去医院确定病因，再进行功能性训练。另外，本身就有严重腰椎间盘突出的妈妈们，急性期需要静躺休息，不疼的时候建议先去医院做治疗。

练这里

在这里给妈妈们推荐4个增强腰椎周围肌肉力量的动作，希望妈妈们可以跟着练习，增强腰背力量，减轻腰椎负担。

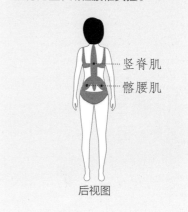

竖脊肌
髂腰肌

后视图

第三步　全身运动缓解腰肌劳损

升级训练：爬行训练

腰痛不能只练腰，妈妈们还要进行全方位的训练。不仅要加强脊柱两侧、下背部肌肉的训练，腹部核心力量也要加强，让核心肌群更稳定。同时手臂力量锻炼也不能少，它可以减少手臂无力、腰椎代偿的情况。而爬行训练可以练到上述所有部位。

在爬行训练中，要注意收紧腹部，调整好呼吸。

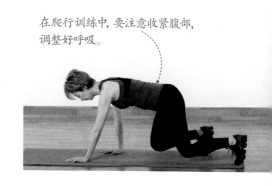

背部飞燕1
减轻抱宝宝带来的腰背不适

恢复目标：增强腰椎周围肌肉力量，减少腰背脂肪堆积

意识控制：腹部收紧，腰背肌肉发力

瘦身要领：鼻尖指向地面，不要仰头，向上抬起时，胸椎段有向上的延伸感

恢复指数 1 2 3 4 5

动动就能瘦
3个动作各10次为1组
练习3组
中间休息30~60秒

何时开始练
顺 产：产后2个月
剖宫产：产后5个月

1 俯卧，双臂向前伸直。吸气准备，呼气抬起头部和胸部。

2 双臂向两侧打开，与颈部的夹角呈45度。

3 双臂下拉，手肘收起，肩胛骨夹紧。身体不还原，始终抬起，重复动作1至动作3做练习。

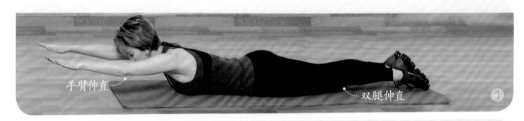

手臂伸直
双腿伸直
①

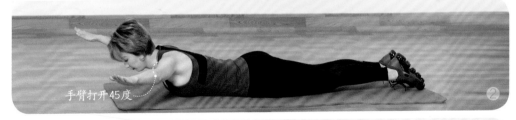

手臂打开45度
②

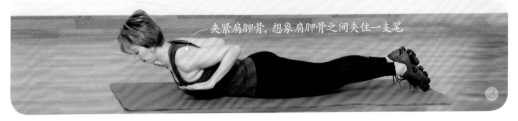

夹紧肩胛骨，想象肩胛骨之间夹住一支笔
③

减少腰背不适

背部飞燕2
减轻腰背肌肉负担

恢复目标：增强腰椎周围肌肉力量，减少产后腰部赘肉

意识控制：腹部收紧，腰背肌肉发力

瘦身要领：鼻尖指向地面，不要仰头，向上抬起时，胸椎段有向上的延伸感

| 恢复指数 | 1 | 2 | 3 | 4 | 5 |

动动就能瘦
3个动作各10次为1组
练习3组
中间休息30~60秒

何时开始练
顺　产：产后2个月
剖宫产：产后5个月

1 俯卧，双臂向前伸直。吸气准备，呼气抬起头部和胸部。双臂靠背脊发力向上抬起4次。

2 双臂向两侧打开，与颈部的夹角呈45度，向上抬起4次。

3 手肘收起，肩胛骨夹紧，向后向上抬起4次。身体不还原，始终抬起，重复动作1至动作3做练习。

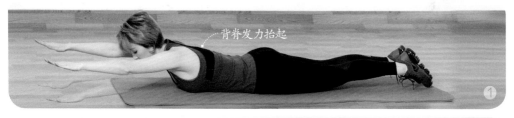

背脊发力抬起 ①

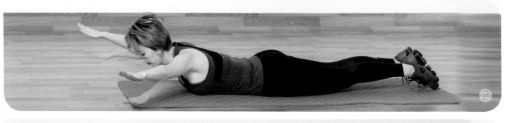

②

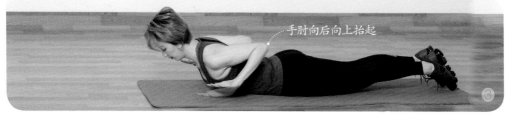

手肘向后向上抬起 ③

增加腰肌力量

背部字母练习
保护腰部，避免疼痛

恢复目标：强劲腰背力量，缓解产后腰酸背痛
意识控制：腹部收紧
瘦身要领：肩、脊椎、大腿在一条直线上，动作过程中身体始终抬起

恢复指数　1　2　3　4　5

动动就能瘦
3个动作各 10~15 次为 1 组
练习 3 组
中间休息 30~60 秒

何时开始练
顺　产：产后 2 个月
剖宫产：产后 5 个月

1 俯卧，双手伸出大拇指指向天花板，双臂在身体两侧向后伸展，使身体形成字母"A"，鼻尖指向地面。吸气准备，呼气背部发力，带动手臂向上抬，做 10~15 次的练习。

2 双臂平举，双手伸出大拇指指向天花板，使身体形成字母"T"。呼气，背部用力，向上抬手臂，做 10~15 次的练习。

3 肘关节微屈，双手伸出大拇指指向天花板，使身体形成字母"W"。呼气，背部用力向上抬，做 10~15 次的练习。

缓解腰背酸痛

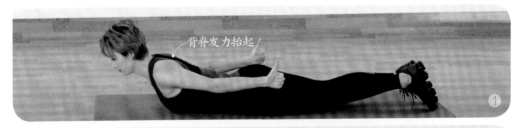

背脊发力抬起

①

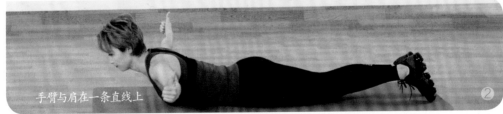

手臂与肩在一条直线上

②

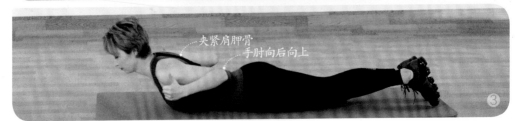

夹紧肩胛骨
手肘向后向上

③

爬行训练
缓解腰肌劳损

恢复目标： 减轻腰椎负担
意识控制： 保持身体不要晃动
瘦身要领： 左手、右膝盖，右手、左膝盖，依次向前移动

| 恢复指数 | 1 | 2 | 3 | 4 | 5 |

动动就能瘦
向前移动3步、向后移动3步为1组
练习4组
中间休息30秒

何时开始练
顺 产：产后1个月
剖宫产：产后3个月

1 跪立，双手和双膝着地，手臂在肩的正下方，双手打开，与肩同宽，支撑身体，膝盖在髋关节的正下方，大腿垂直于地面，脚尖着地。

2 膝盖微微抬起，距离地面10厘米。

3 左手、右膝盖，右手、左膝盖，交替向前爬动。

4 依次向前移动3步，移动的同时注意收腹。

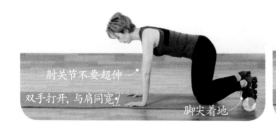
肘关节不要超伸
双手打开，与肩同宽
脚尖着地

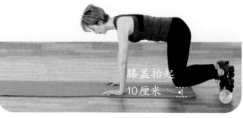
膝盖抬起10厘米

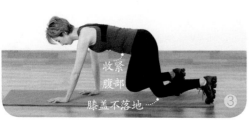
收紧腹部
膝盖不落地

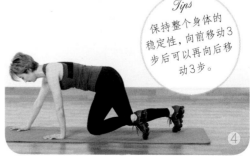

Tips
保持整个身体的稳定性，向前移动3步后可以再向后移动3步。

减轻腰椎负担

紧缩阴道　破除产后难言之隐

　　女性的骨盆底部有一块封闭该部位的肌肉群——骨盆底肌群。产后妈妈出现阴道松弛的现象，往往和骨盆底肌松弛密切相关。因为骨盆底肌包住子宫、直肠、阴道、尿道等部位，维持这些部位的正常形态。

测一测骨盆底肌功能——尿流中断测试

　　在小便时，通过收紧骨盆底肌、夹断小便，来测试自己骨盆底肌的松弛程度。

第1种情况：如果在小便时能完全控制住尿流，直接中断，之后还可以缓缓地排出，说明骨盆底肌很健康，能够收放自如。

第2种情况：如果已经很努力地憋住了，可还是稀稀拉拉有尿液流出，说明骨盆底肌有轻微的松弛。

第3种情况：这种情况是最严重的——如果已经很努力地控制，但完全不能让尿流中断，就说明骨盆底肌松弛问题非常严重了。

　　如果出现第2和第3种情况，就要赶紧做产后恢复训练来改善骨盆底肌功能。

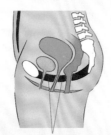

正常、健康的骨盆底肌

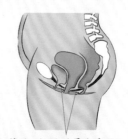

萎缩、松弛的骨盆底肌

瘦身"女王"教你做

第一步　日常避免剧烈跳动和负重

　　　　妈妈们产后想瘦身，会迫不及待地做跳绳、跳操之类的剧烈跳跃运动，但在骨盆底肌还没有恢复之前，比如还存在漏尿的症状，就千万不要做，否则本身就薄弱的骨盆底肌会因此受到很大的冲击力，加重损伤。另外，妈妈们也不能进行会让腹内压过度增大的运动，比如仰卧起坐、负重深蹲等。还有最好不要搬重物，否则骨盆底肌不能很好地收缩维持腹内压，会导致漏尿、便秘、阴道松弛等症状加重。

第二步 **找到关键肌肉，强化骨盆底肌力量**

基础训练：骨盆底肌初级训练

骨盆底肌是一块呈"8"字形的肌肉群，我们看不到它，因此就需要凭感觉去感受它，控制它。可以通过3个部位的收紧，逐步感受骨盆底肌，这3个部位分别是尿道、阴道和肛门。

第1个部位，尿道。可以通过憋小便的感觉去感受它，在小便过程中，尝试收缩尿道附近肌肉，夹断小便，夹断成功代表骨盆底肌在有效收缩。

第2个部位，阴道。可以侧卧在床上，将手指伸入阴道，尝试收缩，如果感受到手指被夹紧，代表骨盆底肌在有效收缩。

第3个部位，肛门。想象自己正要排气，也就是要放屁，将肛门附近的肌肉紧缩，如果可以感受到肛门附近肌肉收紧并向上提，就说明骨盆底肌在有效收缩。

练这里

找到了骨盆底肌，下面就要开始锻炼了。主要的锻炼方式有2个，一个是对力量的强化，一个是对耐力的提高。

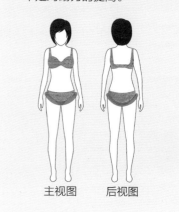

主视图　　后视图

第三步 **提高骨盆底肌耐力，恢复阴道弹性**

升级训练：骨盆底肌训练

骨盆底肌训练主要是用来增强骨盆底肌肉力量，锻炼肌肉韧性的。刚开始练习时，很有可能不能正确地控制肌肉和感受，也会同时收缩多层肌肉。当坚持重复锻炼时，收缩的肌肉定位会越来越准确的。

骨盆底肌初级训练
保证骨盆肌肉自由张弛

恢复目标: 强化骨盆底肌力量,重新恢复女性部位的健康

意识控制: 有意识地收缩和放松

瘦身要领: 重复收紧和放松骨盆底肌

恢复指数　1　2　3　4　5

动动就能瘦
10次为1组
练习10组
中间休息1分钟

何时开始练
顺　产: 产后第2天
剖宫产: 产后第42天

站姿,用最大的力量去收紧骨盆底肌1秒,然后放松。可以在循序渐进中延长收紧的时间,一直到5秒。

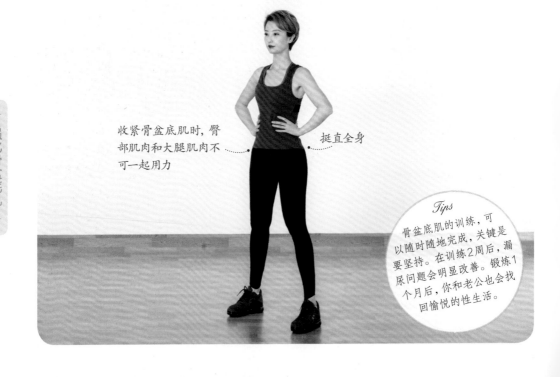

收紧骨盆底肌时,臀部肌肉和大腿肌肉不可一起用力

挺直全身

Tips
骨盆底肌的训练,可以随时随地完成,关键是要坚持。在训练2周后,漏尿问题会明显改善。锻炼1个月后,你和老公也会找回愉悦的性生活。

强化骨盆底肌

骨盆底肌训练
促进产后阴道恢复弹性

恢复目标： 提高骨盆底肌耐力
意识控制： 腹肌紧绷
瘦身要领： 循序渐进，重复收紧和放松骨盆底肌

| 恢复指数 | 1 | 2 | 3 | 4 | 5 |

动动就能瘦
10次为1组
练习10组
中间休息1分钟

何时开始练
顺　产：产后第2天
剖宫产：产后第42天

仰卧，收紧尿道附近肌肉，再收紧一点，连带阴道附近肌肉一起收紧，最后再加上肛门附近肌肉一起收紧，并加大力度。放松肛门附近肌肉，继续收紧尿道和阴道附近肌肉，再放松阴道附近肌肉，继续收紧尿道附近肌肉，最后完全放松。

两根手指轻轻地放在耻骨上方，感受骨盆底肌的收缩，呼气时感觉骨盆底肌在慢慢收紧、提高

Tips
训练前先排空膀胱，不要穿塑身衣、塑身裤进行训练。从仰卧姿势开始练习，再转换到坐姿、站姿，并逐步增加每组动作数。有尿路感染或下体其他部位感染，应该停止训练。

自然呼吸，不要憋气

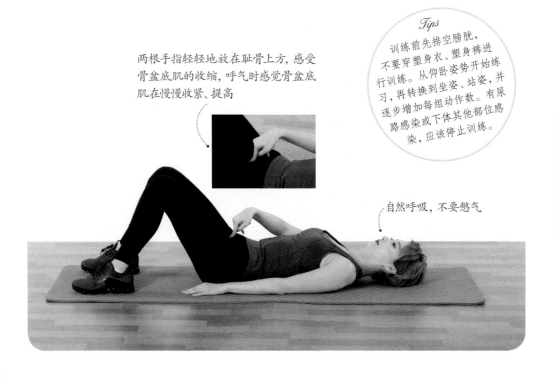

恢复阴道弹性

瘦腿 拯救产后大粗腿

腿部粗壮是女性瘦身的一大难题，特别是产后，大多数妈妈面临"大象腿"的困扰。通常大家觉得腿粗的原因是缺乏锻炼，所以会加强腿部连带着臀部的训练，但是练了之后发现，腿越来越粗。

在这里跟大家普及一个原则，就是肌肉的用进废退原则。人体所有代谢都本着生存、节约原则。吃多了长脂肪而不长肌肉，这是因为脂肪可以在身体里无限量储存，并且肌肉每天消耗的热量比脂肪高很多。肌肉锻炼多了会生长，一旦停止锻炼，就会萎缩变小。基于这个原则，产后妈妈最好的腿部训练方式是轻重量、高频次运动，尽量减少负重类型的锻炼，防止肌肉变粗大。

辨一辨，你是哪一种腿形

"大象腿"分为两种类型，一种是脂肪腿，大部分妈妈是这种类型，腿部脂肪比较多，捏起来软软的。这种情况下，最需要做的是全身性的有氧运动，可以从快走开始，每天保证40分钟左右。快走与散步不一样，快走要达到至少每小时6千米的速度。如果你有心率表的话，可以注意观察，心率为每分钟120~150次对减脂来说比较好。在走的过程中有意识地用大腿带动小腿，而不要甩腿走或用小腿带动大腿。另一种是肌肉脂肪混合型腿，这种腿虽然捏起来硬硬的，但其实还是挺粗的，肌肉里面混杂着不少脂肪。这种情况是最难减的。

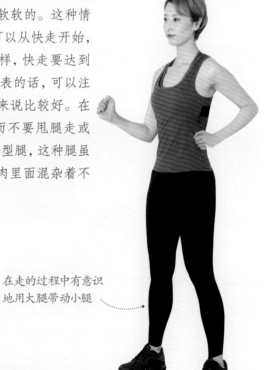

在走的过程中有意识地用大腿带动小腿

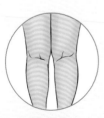

脂肪腿

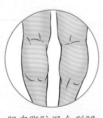

肌肉脂肪混合型腿

👑 瘦身"女王"教你做

第一步 **既要多运动，也要注意运动后的肌肉放松**

力量训练会让肌肉变大、变壮，很多女性知道后就不敢练了。其实，对女性尤其是妈妈来说，让腿看上去粗壮的往往不是肌肉，而是肌肉外裹着的厚厚的脂肪。当体脂率降低之后，那点肌肉不会让腿看上去很粗壮，反而会呈现修长的线条美。但训练完腿部一定要重视肌肉放松的环节。拉伸和放松会促进血液循环，增加肌肉挤压，减少肌肉筋膜粘连，将肌肉内堆积的乳酸等产物排出肌肉组织，有助于减少肌肉疼痛，让肌纤维更好地生长。

第二步 **找到关键肌肉，消耗腿部多余脂肪**

减脂训练：单腿站立、空中自行车、
交叉腿、大腿内侧中级

瘦腿最好的方式是，既通过运动来增加全身热量消耗，消耗腿部多余的脂肪，也减少负重量大的训练，防止肌肉变粗大，练出好看的腿形。

练这里

腿部的训练以轻重量、高频次运动为主。练习没有负重的动作，以紧实腿部线条，之后别忘了做放松动作，美化腿部线条。

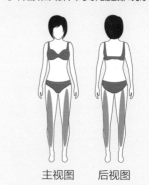

主视图　　后视图

第三步 **打造紧致又柔韧的腿部**

放松训练：泡沫轴放松大腿侧面、泡沫轴放松大腿前侧

借助泡沫轴做的两个大腿放松训练可以利用自身体重使泡沫轴在肌肉上产生一定的压力，放松肌肉，帮助优化腿部肌肉线条。

使用泡沫轴的时间不是越长越好，感受也不是越疼越好。每个部位建议做1分钟左右，然后分别练习3组，如果觉得肌肉还没有完全放松下来，也不用着急，可以做2遍，肌肉会逐渐放松下来。

单腿站立
紧致腿形

恢复目标： 锻炼支撑腿的肌肉力量，锻炼腿部韧性

意识控制： 有意识地下压支撑腿

瘦身要领： 单腿支撑身体，保持身体平衡

1 站立，身体保持中立位，把身体重心移到左侧脚掌，双臂向两侧打开，手心向下。屈右腿，大腿和小腿的夹角呈90度，向上抬起，至右大腿与地面平行。脚背自然放松。

2 换腿，练习时始终保持支撑脚的大拇指用力压向地面，髋关节保持在一条水平线上，不要倾斜。

锻炼腿部韧性

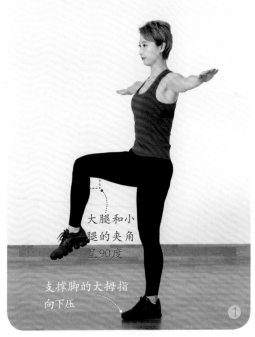

大腿和小腿的夹角呈90度

支撑脚的大拇指向下压

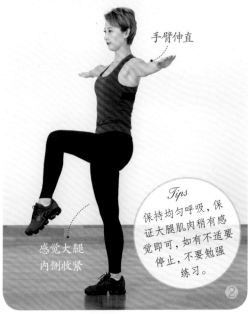

手臂伸直

感觉大腿内侧收紧

Tips
保持均匀呼吸，保证大腿肌肉稍有感觉即可，如有不适要停止，不要勉强练习。

空中自行车
消除产后水肿，
告别"大象腿"

恢复目标： 紧实腿部线条，改善产后腿部水肿症状
意识控制： 收紧腹部
瘦身要领： 双腿交替伸直收回

恢复指数	1	2	3	4	5

动动就能瘦
左右腿各20次为1组
练习3组
中间休息30秒

何时开始练
顺　产：产后1个月
剖宫产：产后3个月

1 仰卧，保持骨盆中立位。双腿并拢伸直抬起，至脚尖指向天花板。

2 吸气，左腿下降至同地面夹角呈60度。呼气，屈右膝，右大腿贴向胸腹。再次向上伸直右腿，同时右腿下降至与地面夹角呈60度，屈左膝贴向胸腹。双腿依次在空中做踩自行车的动作。

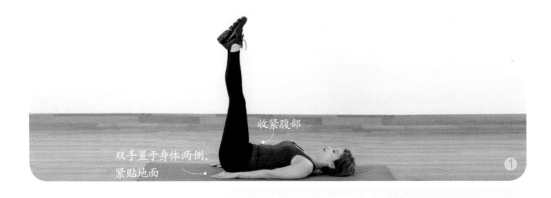

收紧腹部
双手置于身体两侧，紧贴地面
①

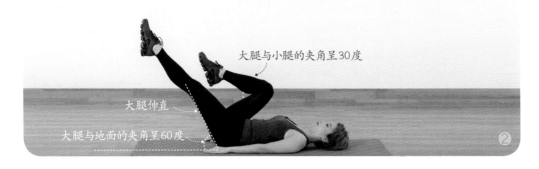

大腿与小腿的夹角呈30度
大腿伸直
大腿与地面的夹角呈60度
②

改善腿部水肿

交叉腿
美化妈妈腿部线条

恢复目标： 紧实腿部线条，使妈妈双腿变纤细
意识控制： 脚尖绷紧
瘦身要领： 双腿在空中交替重复做交叉

恢复指数　1　2　3　4　5

动动就能瘦
30次为1组
练习3组
中间休息30秒

何时开始练
顺　产：产后1个月
剖宫产：产后3个月

1 仰卧，保持骨盆中立位。双脚略分开，双腿伸直抬起，至脚尖指向天花板，绷脚尖。

2 双腿随着呼吸在空中做交叉。

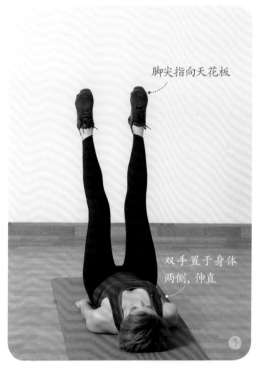

脚尖指向天花板

双手置于身体两侧，伸直

①

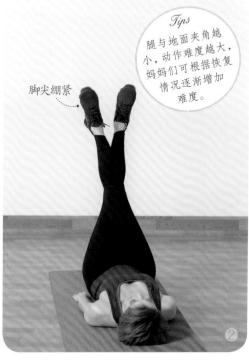

Tips
腿与地面夹角越小，动作难度越大，妈妈们可根据恢复情况逐渐增加难度。

脚尖绷紧

②

紧实腿部线条

大腿内侧中级
减少大腿脂肪

恢复目标: 紧实腿部线条，改善产后粗壮的大腿
意识控制: 大腿内侧为主要发力位置
瘦身要领: 大腿向上抬起时向后向上用力

恢复指数 1 2 3 4 5

动动就能瘦
左右各 15~20次为1组
练习3组
中间休息30秒

何时开始练
顺 产: 产后1个月
剖宫产: 产后3个月

1 侧卧，下方手臂放在头下，上方手臂放在身体前侧做支撑。上方腿弯曲，
跨过下方腿，脚尖在身体前侧点地。下方腿伸直，勾脚尖。

2 吸气准备，呼气向上抬起下方腿，吸气还原。重复作动作后，交
换体位练习。

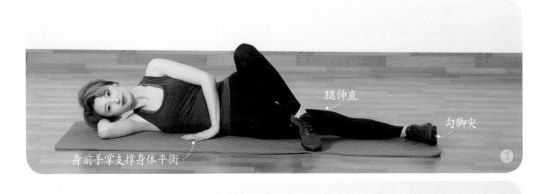

腿伸直
勾脚尖
身前手掌支撑身体平衡

纤细双腿

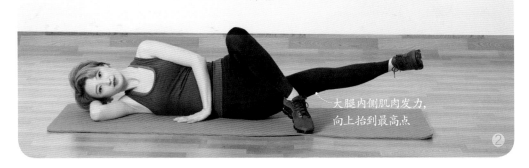

大腿内侧肌肉发力，
向上抬到最高点

泡沫轴放松大腿侧面
按摩放松腿部更舒服

恢复目标： 美化腿部线条，产后瘦腿又翘臀
意识控制： 腹部收紧
瘦身要领： 大腿随泡沫轴来回滚动

恢复指数 1 2 **3** 4 5

动动就能瘦
左右各滚动30~60秒为1组
练习3组
中间休息20秒

何时开始练
顺　产：产后1个月
剖宫产：产后3个月

1 侧卧，将下方手臂支撑在地面上，上方手臂放在身体前侧。将泡沫轴放在下方大腿外侧，上方腿弯曲，跨过下方腿，脚尖在身体前侧点地做支撑。

2 使泡沫轴在下方大腿侧面来回滚动，交换体位练习。

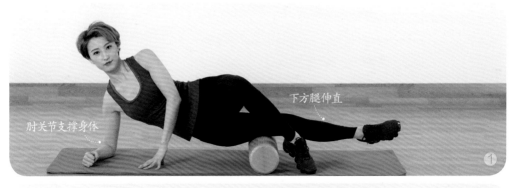

肘关节支撑身体
下方腿伸直
①

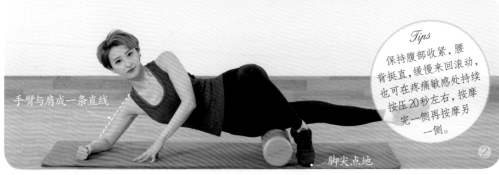

手臂与肩成一条直线
脚尖点地
②

Tips
保持腹部收紧，腰背挺直，缓慢来回滚动，也可在疼痛敏感处持续按压20秒左右，按摩完一侧再按摩另一侧。

缓解腿部不适

泡沫轴放松大腿前侧
让大腿线条更匀称

恢复目标: 美化腿部线条, 恢复纤细美腿
意识控制: 腹部收紧
瘦身要领: 大腿伸直, 使泡沫轴来回缓慢滚动

恢复指数 1 2 3 4 5

动动就能瘦
滚动30~60秒为1组
练习3组
中间休息20秒

何时开始练
顺　产: 产后1个月
剖宫产: 产后3个月

1 俯卧, 屈双臂, 小臂平放于地面支撑身体。将泡沫轴放在大腿下, 脚尖点地。

2 身体推动泡沫轴来回滚动。

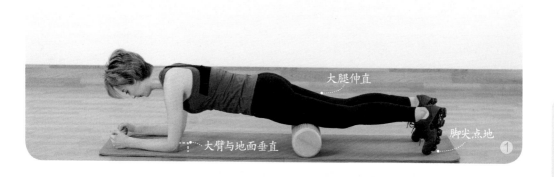

大腿伸直
大臂与地面垂直
脚尖点地

打造细长腿

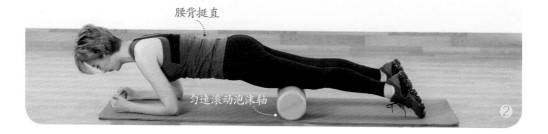

腰背挺直
匀速滚动泡沫轴

瘦手臂 重塑手臂线条

很多妈妈全身都不胖，唯独手臂粗，上下不协调，很多露肩和半袖的衣服都穿不了，因为特别显胖。为什么手臂粗这么显壮？因为人们在对视谈话的时候，视觉是落在对方上半身的，除了脸以外，最先落入眼帘的就是手臂。即便你的腿再细再美，如果手臂很粗，给别人的第一印象就是，这个人很壮、很臃肿。因此，拥有纤细紧实的手臂，在夏天就显得太重要了！适当的手臂力量训练不仅不会让手臂显得很粗壮，还对手臂线条的修饰有一定的好处。

测一测，你有蝴蝶臂吗？

一般来说，蝴蝶臂是由脂肪和水分滞留在臂部，导致臂部肿胀而形成的，也就是俗称的"拜拜肉"。当这部分脂肪和水积滞得足够多，平举手臂时，大臂上就会垂下来一些赘肉，看上去呈一个小扇形，所以叫作"蝴蝶臂"。

蝴蝶臂破坏了手臂线条的美感。要想减掉蝴蝶臂，其实并不难，平时坚持在家里用小哑铃或装满沙子的矿泉水瓶做做训练，再加上适当的饮食辅助，妈妈们很快就能跟"拜拜肉"说拜拜啦！

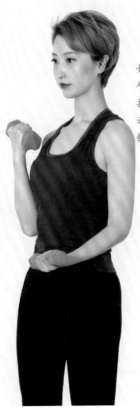

好看而修长的手臂需要肩膀的支撑，所以瘦手臂的动作往往与肩膀锻炼一起进行

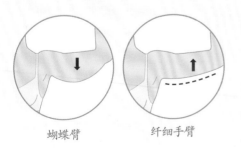

蝴蝶臂　　　纤细手臂

👑 瘦身"女王"教你做

手臂有力量，抱娃更优雅、轻松

日常生活中，妈妈们要注意一下左右手均匀用力，不要总是偏一侧手抱宝宝或提重物。时间久了会造成左右两边手臂不一样粗，而且顺带着斜方肌也会不一样大。

第二步 **找到关键肌肉，紧致手臂线条**

基础训练：弹力带俯身拉伸、肱三头肌臂屈伸、二头弯举、颈后臂屈伸

和腿部一样，让手臂看上去很粗壮的不是肌肉本身，而是覆盖着的脂肪。所以妈妈们需要通过减脂来让手臂瘦得更有效果一些。

手臂后侧，也就是常说的"拜拜肉"，因为日常生活中很少被用到，所以大多数情况下这里都是松弛的。肱三头肌臂屈伸和颈后臂屈伸都是锻炼手臂后侧肱三头肌的动作，可以让松弛的"拜拜肉"变得紧致。二头弯举这个动作可以练到肱二头肌。这里做的是小重量、多频次的训练，妈妈们不必担心肌肉会被练得很大。

练这里

手臂"拜拜肉"最主要的问题就是松，理想状态下的手臂线条应是匀称、紧实的，妈妈们可从肌耐力方面进行锻炼，以小重量、多频次的锻炼方式为主。

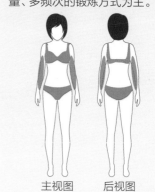

主视图　　后视图

第三步 **打造纤细但有力量感的手臂**

升级训练：背后靠凳臂屈伸、负重摆臂

这两个动作主要是针对肱三头肌的训练，背后靠凳臂屈伸需要用手臂的力量来支撑起整个身体的重量，运动量较大，因此前面的轻重量训练一定要坚持做，才能为升级训练打好基础。

负重摆臂不仅可以练手臂的肌肉力量和线条，还可以通过动态的训练提高心肺功能，帮助燃脂，同时也能很好地锻炼核心稳定性。

弹力带俯身拉伸
塑造纤细紧实的手臂

恢复目标：锻炼手臂肌肉力量
意识控制：手臂紧贴身体
瘦身要领：用手臂力量拉动弹力带

恢复指数　1　2　3　4　5

动动就能瘦
15次为1组
练习3组
中间休息1分钟

何时开始练
顺　产：产后1个月
剖宫产：产后3个月

1

1 站姿，双脚分开，与肩同宽，将弹力带两端缠绕或折握在手上，弹力带中段踩在脚下，保持一定张力。

2 膝盖微微弯曲，俯身，将弹力带在膝盖前交叉。

3 挺身，将弹力带向上拉。还原，重复动作。

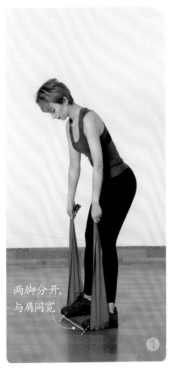

两脚分开，与肩同宽

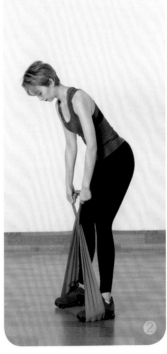

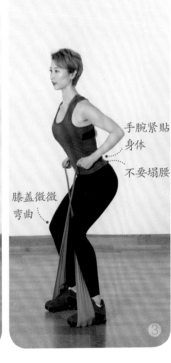

手腕紧贴身体

不要塌腰

膝盖微微弯曲

塑造纤细手臂

肱三头肌臂屈伸
和手臂赘肉说再见

恢复目标: 锻炼手臂肌肉力量,增加肩膀灵活性
意识控制: 腹部收紧
瘦身要领: 一只手臂支撑上半身,一只手臂屈伸

1 跪立,双手、双膝支撑地面。右腿向后伸直,左手拿起哑铃。

2 吸气,左臂肘部上抬,直到大臂与地面平行,小臂自然垂直于地面。

3 呼气,肘部向后伸展,至手臂与地面平行。吸气还原至初始状态,换
另一侧手臂练习。

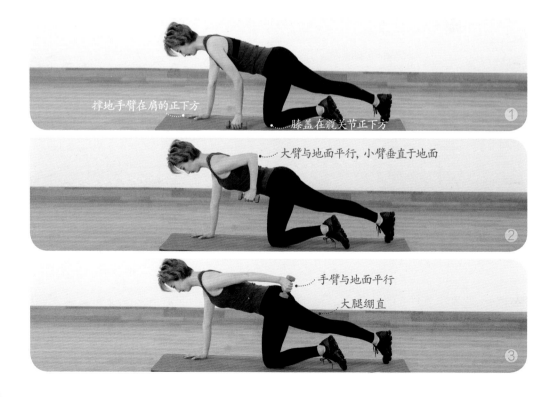

撑地手臂在肩的正下方　　　　　膝盖在髋关节正下方　①

大臂与地面平行,小臂垂直于地面　②

手臂与地面平行
大腿绷直　③

消除手臂赘肉

二头弯举
美化妈妈手臂线条

恢复目标：美化手臂线条，缓解手臂肌肉僵硬
意识控制：大臂贴紧身体
瘦身要领：双手举哑铃，左右手交替弯举

动动就能瘦
左右手各20次为1组
练习3组
中间休息1分钟

何时开始练
顺　产：产后1个月
剖宫产：产后3个月

1 大臂夹紧身体两侧，小臂抬起向前伸直，双手握哑铃，手心向上。

2 大臂不动，夹紧身体，右小臂继续向上抬起，接近胸，左小臂略向下放。左右手交替练习。注意放下时，始终控制肌肉，不能懈怠放松。

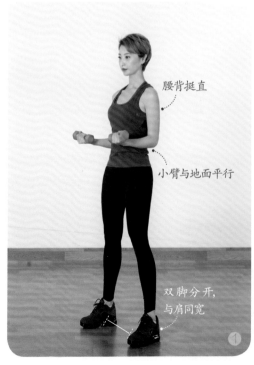

腰背挺直

小臂与地面平行

双脚分开，
与肩同宽

①

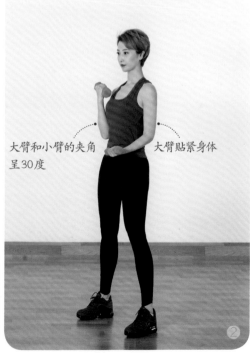

大臂和小臂的夹角
呈30度

大臂贴紧身体

②

缓解手臂僵硬

颈后臂屈伸
摆脱产后手臂"拜拜肉"

恢复目标： 美化手臂线条，产后轻松瘦手臂
意识控制： 大臂紧贴耳朵
瘦身要领： 双手举哑铃，伸直弯曲

恢复指数	1	2	3	4	5

动动就能瘦
20次为1组
练习3组
中间休息1分钟

何时开始练
顺　产：产后1个月
剖宫产：产后3个月

1 坐姿，双手握住哑铃一头。屈双肘，举臂，双手置于脑后。

2 双臂向上伸直，再缓缓将手臂弯曲，将哑铃回落在脑后。

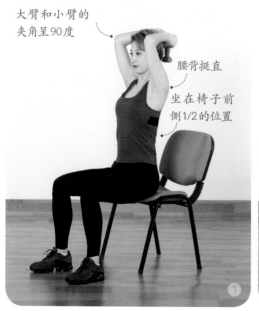

大臂和小臂的夹角呈90度

腰背挺直

坐在椅子前侧1/2的位置

①

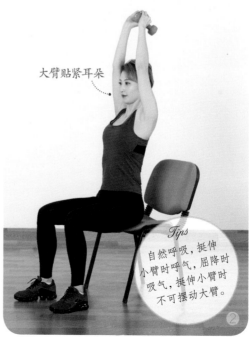

大臂贴紧耳朵

Tips
自然呼吸，挺伸小臂时呼气，屈降时吸气，挺伸小臂时不可摆动大臂。

②

美化手臂线条

背后靠凳臂屈伸
紧实手臂肌肉

恢复目标： 美化手臂线条，使手臂肌肉线条清晰
意识控制： 肱三头肌发力
瘦身要领： 双肘向内夹臂

1　双脚距离椅子一步，手臂支撑在椅子上，身体略向下蹲，大腿与地面平行。

2　吸气准备，呼气双肩放松，双臂慢慢屈肘，身体下沉，大臂和小臂的夹角呈90度，稍停2~3秒，再撑起身体还原。

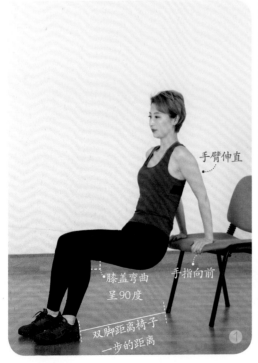

手臂伸直

膝盖弯曲呈90度

手指向前

双脚距离椅子一步的距离

①

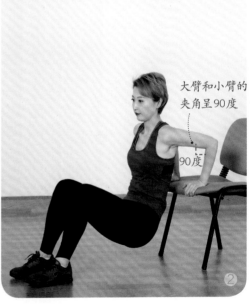

大臂和小臂的夹角呈90度

90度

②

紧实手臂肌肉

负重摆臂
打造手臂优美线条

恢复目标： 紧实手臂线条，告别产后蝴蝶臂
意识控制： 腹部收紧
瘦身要领： 双手举哑铃，前后摆臂

恢复指数　1　2　3　4　5

动动就能瘦
左右手各10~15次为1组
练习3组
中间休息1分钟

何时开始练
顺　产：产后1个月
剖宫产：产后3个月

1 站姿，双手各拿一个哑铃。

2 稳定住核心，想象自己在跑步，前后摆臂。

3 前后摆臂。

Tips
本节动作，妈妈根据自身情况，每天任意选择3个练习，2周就可以看到明显效果。

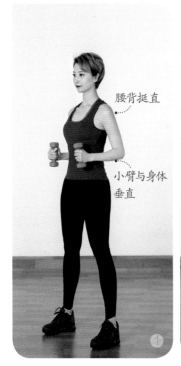

腰背挺直
小臂与身体垂直

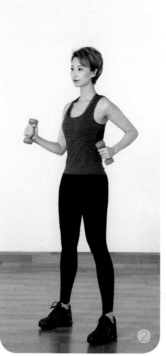

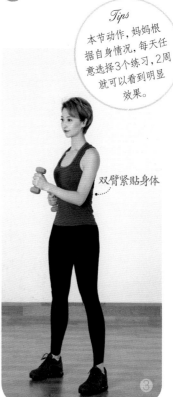

双臂紧贴身体

告别蝴蝶臂

打造直角肩 消除久抱宝宝出现的圆肩

妈妈们在抱宝宝的时候,肩膀长期处于内旋和下垂的状态,这样会让整个人看上去没精神,溜肩的情况也会越来越严重。但是越努力瘦身,溜肩的情况反而越严重,虽然身体各个部位的围度确实小了好几圈,可穿上西装或露肩的衣服还是不好看。

很多妈妈减肥时都把重点放在肚子和腿上,往往忽略肩颈处的肌肉和线条。有时候错误的训练还会造成斜方肌突出。殊不知,上半身是否纤瘦和挺拔,60%取决于有没有一个平展的肩膀。而斜方肌是妈妈们尤其要重视的一块肌肉。

斜方肌发达是怎么形成的

1.运动前后缺乏拉伸

在运动过后感觉身体酸痛,这是乳酸堆积导致的。因此,在运动前后一定要进行足量的拉伸,以防肌肉拉伤或过度紧张造成水肿。一旦水肿,就会让斜方肌变大,显得肩颈部粗壮,不纤细。

2.运动发力错误

如果运动时发力位置不对,斜方肌在不经意间被锻炼到,肌肉就会越来越发达,影响到身形。例如,仰卧起坐和卷腹这一类练腹部的动作,很多人在做的时候会过度用头部和颈部来带动上半身起立,很容易造成斜方肌代偿发力。

3.生活中的不良习惯

斜方肌过于发达与长期体态不良是分不开的。有的人经常低头玩手机、背很重的包,或者看电脑时间过长、坐立时间太久,会不自觉地弯曲脊柱,在无形中就架起了肩膀。如此一来,背部肌肉无力,导致斜方肌代偿,这些都会造成斜方肌"高耸入云"。

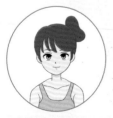
斜方肌发达

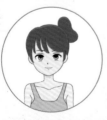
正常

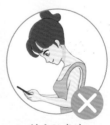
斜方肌发达

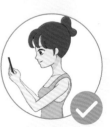
正常

👑 瘦身"女王"教你做

第一步 别总是耸肩和低头玩手机

如果平常有耸肩的习惯，妈妈们很有可能在训练过程中也延续这种习惯，造成斜方肌代偿。比如在做推举、侧平举、划船这类动作时感觉头晕、脖子酸，这是因为斜方肌代偿发力了。有这种现象，训练时更需要耐心控制。姿势控制好了之后，这种不适感会逐渐消失，目标肌肉的发力感也会更精确。另外，别总是低头看手机、看电脑。看手机时保持颈部伸直、抬头；面对电脑时，将电脑屏幕的高度调整至和眼睛平齐，每隔 30 分钟起身活动活动。

第二步 找到关键肌肉，打开内旋肩背

放松训练：哑铃出拳

做动作时注意速度和节奏，不要太快或太慢，动作的速度和节奏应该尽量配合自己的呼吸，这样训练才比较舒服。还要注意，长期不对等的训练可能会造成两侧肩膀肌肉力量不平衡，因此两侧肩膀应尽量完成同样的次数，并且交替动作的起始侧。

练这里

斜方肌位于头部后侧、肩部上方及肩胛骨与胸椎部分。由于斜方肌肌束存在不同方向的拉力线，所以在解剖学中通常将其分为上斜方、中斜方、下斜方三部分。

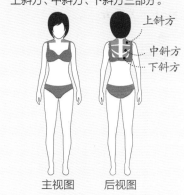

主视图　　后视图

第三步 打造优越直角肩，提升肩颈力量

纠正训练：哑铃推举

哑铃推举是练习肩部前束和中束比较经典的动作，能够增加肩部肌肉的力量。不仅可以让肩部肌肉更加立体，还可以有效减少斜方肌代偿，在锻炼肩部力量的同时，可以有针对性地练到肩部的耐力。肩部肌肉本身属于小肌肉群，训练主要以耐力为主，在训练的过程中，身体的核心也会参与进来，帮助锻炼全身肌肉。

哑铃出拳
缓解抱宝宝造成的
肩膀疼痛

恢复目标： 紧实颈部和手臂线条，增加关节灵活性
意识控制： 大臂贴紧身体
瘦身要领： 双手举哑铃，左右手交替出拳

| 恢复指数 | 1 | 2 | 3 | 4 | 5 |

动动就能瘦
左右手各15次为1组
练习3组
中间休息1分钟

何时开始练
顺　产：产后1个月
剖宫产：产后3个月

1 站姿，双手各拿一个哑铃，抬起双手放在胸前，手心相对。

2 左右手交替向前出拳，出拳的手手心向下。

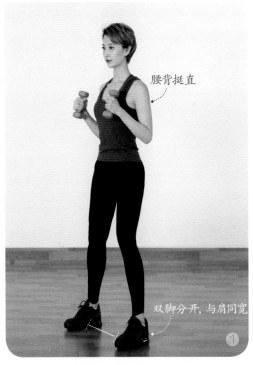

腰背挺直

双脚分开，与肩同宽

①

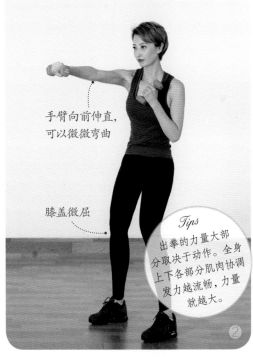

手臂向前伸直，可以微微弯曲

膝盖微屈

Tips
出拳的力量大部分取决于动作。全身上下各部分肌肉协调发力越流畅，力量就越大。

②

哑铃推举
紧致过于发达的斜方肌

恢复目标： 紧致斜方肌，缓解产后肩痛

意识控制： 收紧腰背核心

瘦身要领： 抓握哑铃向上推举，腰背挺直，不可扭动身体

恢复指数	1	2	3	4	5

动动就能瘦
15次为1组
练习3组
中间休息1分钟

何时开始练
顺　产：产后1个月
剖宫产：产后3个月

1 坐姿，双手各拿一个哑铃，举至身体两侧，大臂与地面平行，手心向前。

2 吸气准备，呼气发力，垂直向上推举哑铃，吸气还原。

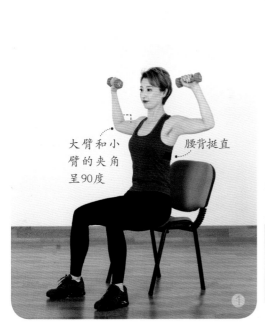

大臂和小臂的夹角呈90度

腰背挺直

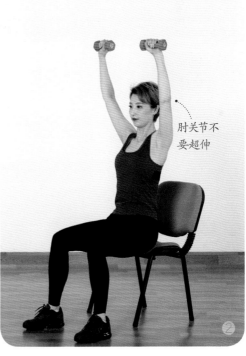

肘关节不要超伸

紧致斜方肌

提升气质 纠正哺乳引起的驼背

很多妈妈发现，在长时间的哺乳和抱宝宝过程中，自己背部的肉变得越来越多，出现了圆肩驼背的现象，佝偻着身子不仅没有气质，姿态不好看，更带来了腰背疼痛的问题。这是因为在长期哺乳过程中，妈妈们总是处于低头、含胸的姿势，造成背部的肌肉比较薄弱，胸部前侧的肌肉比较紧张，前后不平衡的肌肉状态。时间久了，胸椎段、腰椎段还有颈椎段的压力会越来越大。因此，妈妈们应该先将前侧紧张的肌肉拉伸开，再进行背部肌肉的训练。

📏 产后驼背情况自测和纠正动作

双脚脚跟并拢，双腿收紧，身体紧贴墙壁，双肩平行向后打开，让身体与地面的夹角呈90度。观察后脑勺、肩胛骨、臀部、小腿肚和脚后跟是否能够同时与墙壁紧贴。

如果完成此动作感觉比较困难，说明存在驼背的情况。妈妈们平时也可通过练习这个站立动作，纠正驼背。

不驼背了，体态自然更加优美。背部变得挺拔，不仅能提升妈妈们的气质，还能使妈妈们更自信。

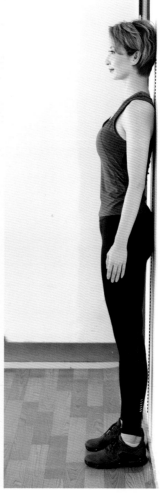

后脑勺、肩胛骨、臀部、小腿肚和脚后跟在一条直线上

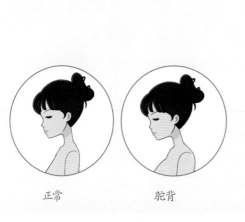

正常　　　　　驼背

👑 瘦身"女王"教你做

哺乳和抱宝宝，都要保持抬头挺胸

生完孩子以后，妈妈们每天都会长时间低头喂奶或用弯腰的姿势抱宝宝。有的妈妈因为乳汁充盈，乳房会增大，胸部就会不自觉地前倾，再加上频繁哺乳，长此以往，就出现含胸驼背的体态。因此，妈妈们在日常生活中要注意避免长时间低头喂奶或是弯腰抱宝宝，此外还要做一些胸部和肩颈的训练，或者是进行一些改善体形的瑜伽练习。

找到关键肌肉，放松肩颈，让颈部回归正确位置

放松训练：肩颈拉伸 1、肩颈拉伸 2、肩颈拉伸 3

在锻炼之前要先把长期收紧的肩颈肌肉放松开，将关节活动开。长期耸肩、含胸的姿势会让颈部的斜方肌、斜角肌、胸锁乳突肌都处于缩短和紧张的状态，肩颈拉伸可以多角度地拉伸到各个紧张的肌肉。

练这里

哺乳妈妈们的背部肌肉总是处于被拉长的状态，肌肉力量也比较薄弱，所以背部肌肉的针对性训练不能少。背部有力量了，体态和腰背酸痛的问题也会减少很多。

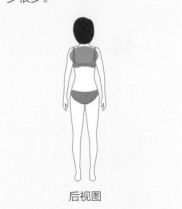

后视图

强化背部肌肉，挺拔身姿，自带气场

纠正训练：背部字母训练进阶、弹力带坐姿划船、哑铃俯身划船

含胸驼背久了，后背的肌肉和筋膜总是处于被拉长、无力的状态，因此，妈妈们要加强后背的力量训练，让身体前后"势均力敌"，这样身体就不会往一侧弯。这三个背部训练分别从俯身位、坐姿位、站姿位锻炼背部肌肉，之后妈妈们就能更好地应对日常生活中各个时刻，拥有挺拔身姿。

肩颈拉伸 1
放松肩颈肌肉

恢复目标: 放松妈妈紧张的上斜方肌等肌肉
意识控制: 感受肌肉的轻微拉伸感
瘦身要领: 耳朵找同侧肩膀,另一侧肩部下沉

恢复指数 1 2 3 4 5

动动就能瘦
左右各5次为1组
练习3组
中间休息30秒

何时开始练
顺 产: 产后1个月
剖宫产: 产后1个月

1 站姿,双脚分开,与肩同宽,把头往上延展,脊柱往上拉长。

2 做颈部的拉伸,用耳朵去找同侧肩膀,另一侧肩膀感受到无限拉长。

3 头回到正中,深吸气,然后拉伸另一侧肩部。每侧做3~5次。

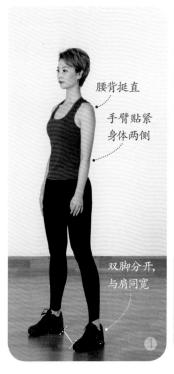

腰背挺直
手臂贴紧身体两侧
双脚分开,与肩同宽

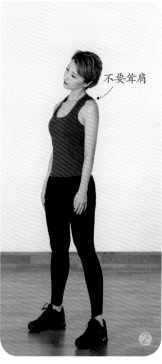

不要耸肩

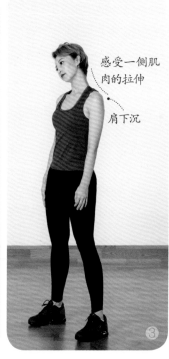

感受一侧肌肉的拉伸
肩下沉

肩颈拉伸2
预防产后肩颈肌肉僵硬

恢复目标：放松妈妈紧张的肩胛提肌等肌肉
意识控制：感受肌肉的轻微拉伸感
瘦身要领：下巴找肩膀，另一侧肩部下沉

恢复指数 1 2 3 4 5

动动就能瘦
左右各5次为1组
练习3组
中间休息1分钟

何时开始练
顺　产：产后1个月
剖宫产：产后1个月

---

1 站姿，双脚分开，与肩同宽，把头往上延展，脊柱往上拉长。低头，用下巴去找一侧肩膀，另一侧肩部向下沉，做对抗。

2 头回到正中。吸气，换另一侧练习，低头，用下巴找肩膀，另一侧肩部向下沉，感受颈部的拉伸感，呼气。

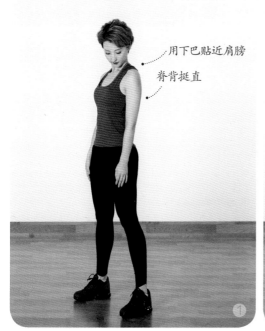

用下巴贴近肩膀
脊背挺直

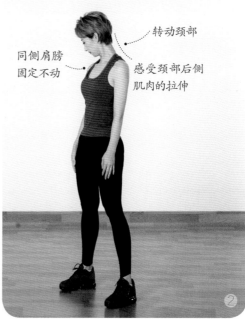

转动颈部
同侧肩膀固定不动
感受颈部后侧肌肉的拉伸

缓解肩颈僵硬

肩颈拉伸3
激活肩颈肌肉

恢复目标: 放松妈妈紧张的肩颈肌肉

意识控制: 感受肌肉的轻微拉伸感

瘦身要领: 耳朵找同侧肩膀，下巴找肩膀，用手扶着头做轻微的对抗，另一侧肩部下沉

1 站姿，双脚分开，与肩同宽，把头往上延展，脊柱往上拉长。用同侧耳朵去找同侧肩膀，同时用手臂扶住头部，轻轻对抗，另一侧肩膀向下沉。

2 头回到正中。换另一侧耳朵去找同侧肩膀，同侧手臂扶住头部，稍用力对抗，另一侧肩膀下沉，整个过程保持自然呼吸。

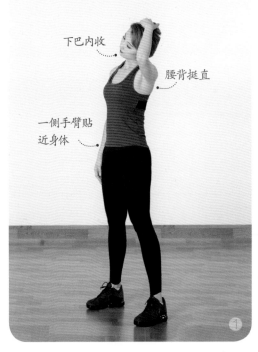

下巴内收

腰背挺直

一侧手臂贴近身体

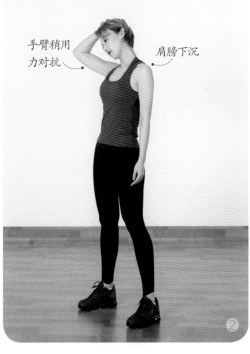

手臂稍用力对抗

肩膀下沉

恢复指数　1　2　3　4　5

动动就能瘦
左右各4次为1组
练习3组
中间休息1分钟

何时开始练
顺　产: 产后1个月
剖宫产: 产后1个月

3　头回到正中。再用下巴去找同侧肩膀, 同时用同侧手臂扶住头部, 轻轻对抗, 另一侧肩膀向下沉。

4　头再次回到正中, 重复练习, 整个过程保持自然呼吸。

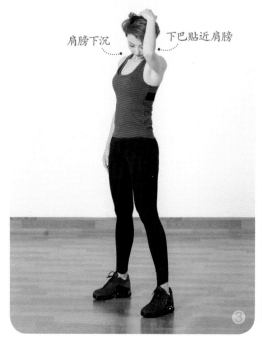

肩膀下沉　　下巴贴近肩膀

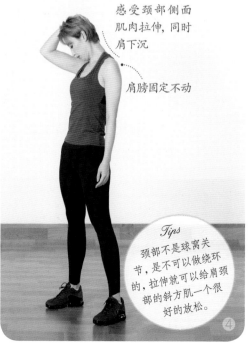

感受颈部侧面肌肉拉伸, 同时肩下沉

肩膀固定不动

放松肩颈肌肉

Tips
颈部不是球窝关节, 是不可以做绕环的, 拉伸就可以给肩颈部的斜方肌一个很好的放松。

背部字母训练进阶
打造产后迷人背部线条

恢复目标：加强背部肌肉力量，缓解产后肩背疼痛
意识控制：背部肌肉发力
瘦身要领：抬起胸部，收紧肩胛骨，感受肩胛骨可以夹一支笔

1　俯卧，屈膝，大腿和小腿的夹角呈90度。勾脚尖，手臂放在身体两侧，身体呈字母"A"，双手伸出大拇指指向天花板。吸气准备，呼气的同时手臂伸直上抬，挺胸，收紧肩胛骨，想象肩胛骨之间可以夹一支笔。

2　俯卧，屈膝，大腿和小腿的夹角呈90度。手臂水平伸直，让身体形成字母"T"，双手伸出大拇指指向天花板。背部用力向上夹紧，手臂伸直上抬，挺胸，收紧肩胛骨，感觉肩胛骨之间可以夹一支笔。

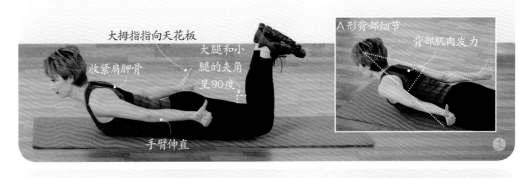

大拇指指向天花板
收紧肩胛骨
大腿和小腿的夹角呈90度
手臂伸直
A形背部细节
背部肌肉发力

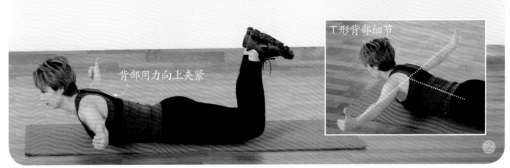

背部用力向上夹紧
T形背部细节

恢复指数　1　2　3　4　5

动动就能瘦
3个动作各做10~15次为1组
练习3组
中间休息1分钟

何时开始练
顺　产：产后2个月
剖宫产：产后5个月

3　俯卧，屈膝，大腿和小腿的夹角呈90度。手肘微屈，手臂后拉，让身体形成字母"W"，双手伸出大拇指指向天花板。抬起手臂，抬起胸部，收紧肩胛骨，想象肩胛骨之间可以夹一支笔。

Tips
整个动作过程，是背部肌肉发力向上，不是手臂发力，3个动作连续做。

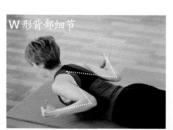

W形背部细节

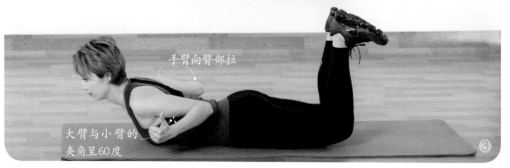

手臂向臀部拉

大臂与小臂的夹角呈60度

③

缓解肩背疼痛

弹力带坐姿划船
塑造挺拔背影

恢复目标： 锻炼背部肌肉，纠正产后弯腰驼背

意识控制： 感受背部肌肉发力拉起弹力带，而不是手臂主动发力

瘦身要领： 背挺直，收紧肩胛骨，感受肩胛骨可以夹一支笔

| 恢复指数 | 1 | 2 | 3 | 4 | 5 |

动动就能瘦
15次为1组
练习2组或3组
中间休息30秒

何时开始练
顺　产：产后1个月
剖宫产：产后3个月

1　坐姿，双腿向前伸，双脚分开，将弹力带中段踩在脚下，弹力带两头绕在手上，在体前交叉。膝盖微微弯曲，髋关节向后坐，大臂夹紧身体。

2　吸气准备，呼气背部用力，双手将弹力带向后侧拉伸，肘尖指向身后。收紧肩胛骨，想象肩胛骨后侧可以夹住一支笔。

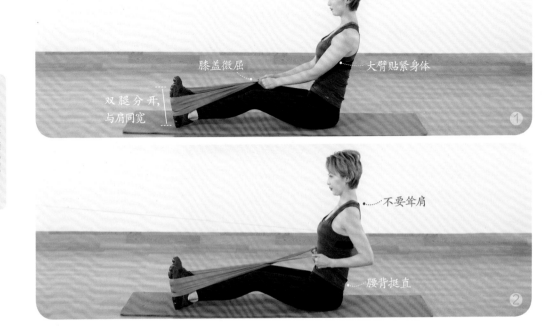

膝盖微屈　　　　大臂贴紧身体

双腿分开，
与肩同宽

①

不要耸肩

腰背挺直

②

纠正弯腰驼背

哑铃俯身划船
练出骨感肩背

恢复目标: 锻炼背部肌肉,减轻产后肩背疼痛
意识控制: 感受背部肌肉发力拉起手臂,而不是手臂主动发力
瘦身要领: 背挺直,髋关节向后,大臂贴紧身体,收紧肩胛骨,感受肩胛骨可以夹一支笔

动动就能瘦
15次为1组
练习2组或3组
中间休息30秒

何时开始练
顺　产:产后1个月
剖宫产:产后3个月

1 站姿,双脚分开,与肩同宽,手臂自然下垂,双手各握1个哑铃,手心相对。背挺直,身体向前略倾,膝盖弯曲,髋关节向后坐。

2 屈肘,举起哑铃,大臂和小臂的夹角呈90度。

3 吸气准备,呼气背部肌肉用力,手臂向后伸直抬高,收紧肩胛骨,想象肩胛骨后侧可以夹住一支笔。

Tips
背部不挺直会损害脊椎;动作太快会降低训练效果;幅度过大会增加受伤的可能性。

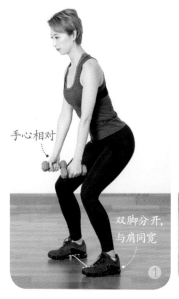

手心相对

双脚分开,与肩同宽

①

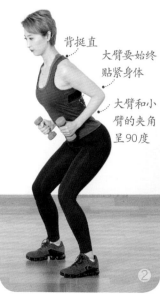

背挺直

大臂要始终贴紧身体

大臂和小臂的夹角呈90度

②

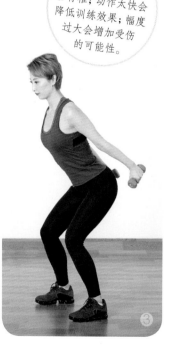

③

练出骨感肩背

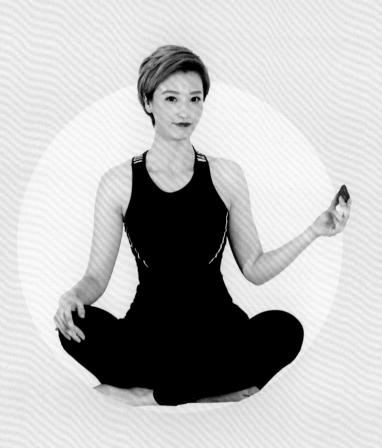

14天打卡，饮食+锻炼

让你更瘦更美

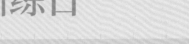

第1天 训练日

哺乳期瘦身饮食方案

🍽 早 餐	牛奶　海苔肉松鸡蛋羹　酱鸡肝（做法见右页） 全麦面包
加 餐	中等大小苹果1个
☀ 午 餐	米饭　菠菜羊肉丸子汤（做法见右页）　蘑菇炒鸡肉片 蒜蓉炒西蓝花
加 餐	核桃3个
🌙 晚 餐	煮玉米　鲫鱼豆腐汤　酱油蒜蓉拌茄子泥　虾皮炒小白菜
运动后 加 餐	酸奶250毫升

非哺乳期瘦身饮食方案

🍽 早 餐	牛奶　海苔肉松鸡蛋羹　全麦面包
加 餐	中等大小苹果1个
☀ 午 餐	米饭　酱鸡肝　蘑菇炒鸡肉片　蒜蓉炒西蓝花
加 餐	核桃3个
🌙 晚 餐	煮玉米　虾仁滑豆腐　酱油蒜蓉拌茄子泥　虾皮炒小白菜
运动后 加 餐	酸奶150毫升

你需要记录 ▶ 体重_____　腰围_____　臀围_____　胸围_____

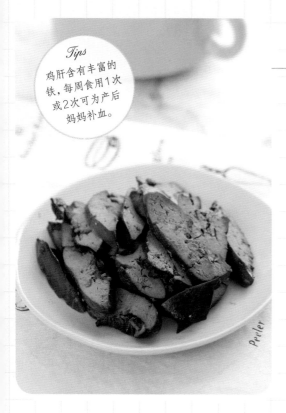

酱鸡肝

鸡肝30克，葱段、姜片、料酒、酱油、蚝油各适量。

1. 鸡肝去油和筋膜，用清水浸泡10分钟。
2. 锅中加水，放入鸡肝、葱段、姜片、料酒，大火烧开，转小火煮5分钟后关火，捞出鸡肝，用清水清洗一下。
3. 锅中加开水，放入洗好的鸡肝，加酱油、蚝油，大火烧开，转小火炖10分钟左右。
4. 汤汁收干前翻炒一下，让鸡肝上色更均匀，出锅后放凉切片即可。

菠菜羊肉丸子汤

羊里脊肉、菠菜各250克，鸡蛋清、姜丝、料酒、盐、白胡椒粉各适量。

1. 羊里脊肉洗净，绞打成肉馅，加姜丝、料酒和清水，再加鸡蛋清，搅拌成馅备用；菠菜洗净，切段备用。
2. 锅中加水，烧至微热，用勺子舀一勺肉馅，调整成圆形的丸子后下到锅里，直至所有丸子下锅。
3. 菠菜入开水焯烫至断生，捞出。
4. 当所有丸子浮起时，放入菠菜，略煮后加盐和白胡椒粉调味即可。

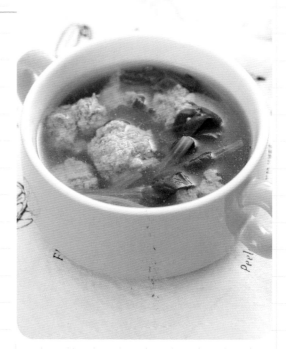

产后瘦身计划

骨盆核心启动，锻炼骨盆底肌

本章瘦身计划各个动作的间歇时间为 30~60 秒，具体根据妈妈们的体能而定。

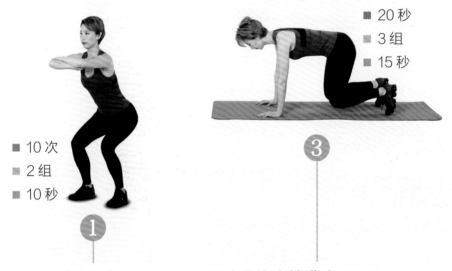

- 20 秒
- 3 组
- 15 秒

- 10 次
- 2 组
- 10 秒

髋关节热身（160 页）

③

四点跪姿支撑进阶（63 页）

| 开始 | 热身 | 抗阻（腹部） | 抗阻（臀部） |

腹横肌激活——收腰呼吸法（56 页）

侧卧骨盆训练——蛙式（7

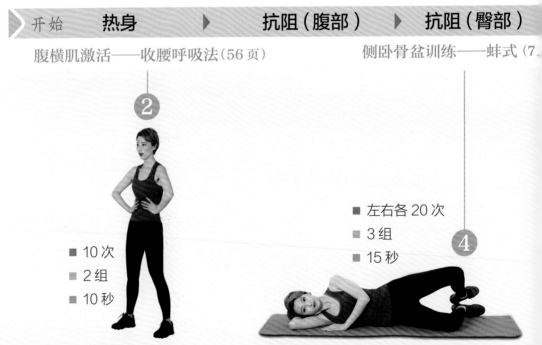

②

- 10 次
- 2 组
- 10 秒

- 左右各 20 次
- 3 组
- 15 秒

④

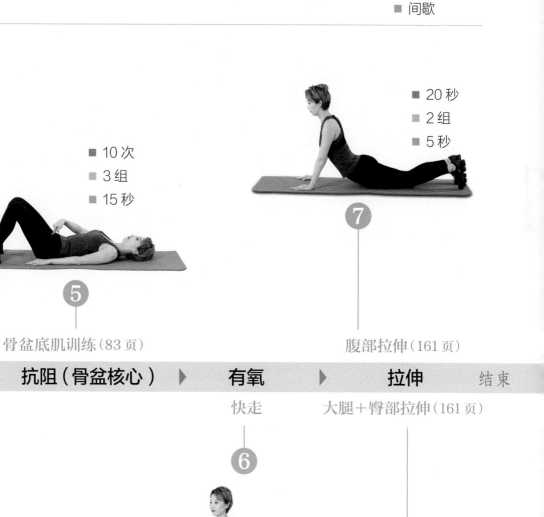

■ 次数 / 时间

■ 组数

■ 间歇

第1天 打卡

■ 10 次
■ 3 组
■ 15 秒

5

骨盆底肌训练（83 页）

■ 20 秒
■ 2 组
■ 5 秒

7

腹部拉伸（161 页）

▶ **抗阻（骨盆核心）** ▶ **有氧** ▶ **拉伸** 结束

快走   大腿＋臀部拉伸（161 页）

6

■ 20 分钟
■ 1 组

8 ■ 左右腿各 20 秒
■ 2 组
■ 5 秒

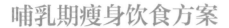

第2天 训练日

哺乳期瘦身饮食方案

🐾 **早 餐**	牛奶燕麦粥　橄榄油煎鸡蛋　奶酪焗土豆泥（做法见右页） 黄豆拌芥蓝
加 餐	蓝莓10颗
☀ **午 餐**	糙米饭　胡萝卜炒肉丝　菌菇乌鸡汤（去皮撇油）（做法见右页） 蒜蓉炒茼蒿
加 餐	巴旦木6颗
🌙 **晚 餐**	蒸山药红薯　西芹炒百合　紫菜蛋花汤　香菇炖鸡腿（去皮）
运动后 加 餐	香蕉半根

非哺乳期瘦身饮食方案

🐾 **早 餐**	牛奶燕麦粥　煎鸡蛋土豆饼（平底锅无油）　黄豆拌芥蓝
加 餐	蓝莓10颗
☀ **午 餐**	糙米饭　胡萝卜炒肉丝　番茄炒鸡蛋　蒜蓉炒茼蒿
加 餐	巴旦木6颗
🌙 **晚 餐**	蒸山药红薯　西芹炒百合　上汤鸡毛菜　香菇炖鸡腿（去皮）
运动后 加 餐	香蕉半根

你需要记录 ▶ 体重_____　腰围_____　臀围_____　胸围_____

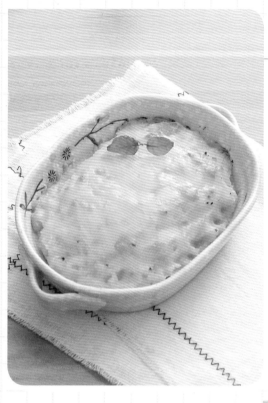

奶酪焗土豆泥

土豆1个，马苏里拉奶酪50克，牛奶30毫升，盐适量。

1. 土豆洗净，连皮放进锅中，加冷水（没过土豆2~3厘米）和盐，大火烧开，转中火煮20分钟左右。
2. 把煮好的土豆取出，去皮后碾压成泥。
3. 锅中倒入牛奶，大火烧开，分3次加入土豆泥中，搅拌成质地轻盈的土豆泥。
4. 将土豆泥放入烤碗（八分满），撒上马苏里拉奶酪。
5. 烤箱预热至220度，放入土豆泥，上层上下火，烤5~10分钟即可。

菌菇乌鸡汤

乌鸡半只，杏鲍菇半个，口蘑4个，鲜香菇2个，蟹味菇5个，枸杞1小把，姜片、盐各适量。

1. 乌鸡洗净，切块；杏鲍菇、口蘑、鲜香菇、蟹味菇分别洗净，杏鲍菇切块，口蘑、鲜香菇切片，其余的撕成小段。
2. 乌鸡入冷水锅，大火煮出血沫，捞出洗净，沥干。
3. 砂锅中加适量水，放入鸡块和姜片，开小火，水温上升后转中火。
4. 汤烧开，转小火煲2小时，放入杏鲍菇、口蘑、鲜香菇和蟹味菇，继续煲30分钟。
5. 出锅前5分钟，撒入枸杞和盐即可。

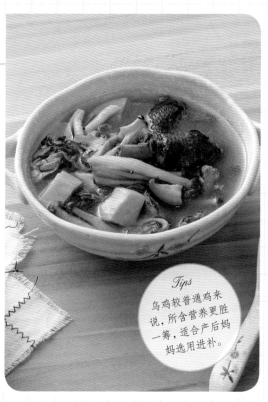

Tips
乌鸡较普通鸡来说，所含营养更胜一筹，适合产后妈妈选用进补。

产后瘦身计划
骨盆底肌训练，促进产后骨盆恢复

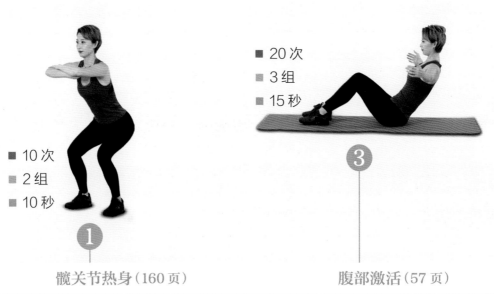

- 20 次
- 3 组
- 15 秒

- 10 次
- 2 组
- 10 秒

①

髋关节热身（160 页）

③

腹部激活（57 页）

开始	**热身**		**抗阻（腹部）**

骨盆底肌训练（83 页）

四点跪姿支撑进阶（63 页）

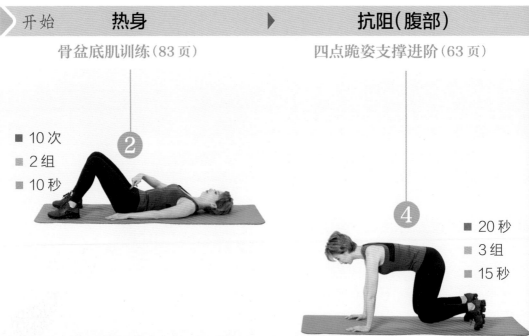

- 10 次
- 2 组
- 10 秒

②

④

- 20 秒
- 3 组
- 15 秒

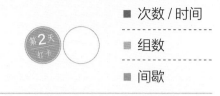

■ 次数 / 时间

▦ 组数

▦ 间歇

■ 20 秒
▦ 2 组
▦ 5 秒

■ 左右各 15 次
▦ 3 组
▦ 15 秒

⑤

臀部训练初级（72 页）

⑧

腹部拉伸（161 页）

▶ **抗阻（臀部）**　▶ **有氧**　▶ **拉伸**　结束

臀桥（70 页）　　快走　　大腿＋臀部拉伸（161 页）

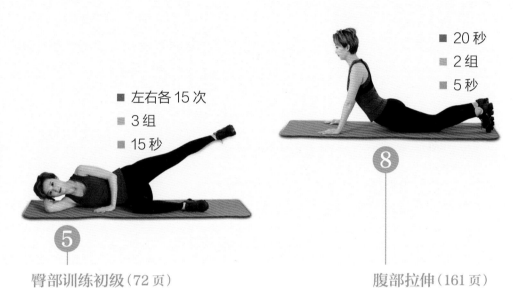

⑥

⑦

⑨ ■ 左右腿各 20 秒
▦ 2 组
▦ 5 秒

■ 20 次
▦ 3 组
▦ 15 秒

■ 20 分钟
▦ 1 组

第3天 有氧日

哺乳期瘦身饮食方案

🐾	早 餐	红豆杂粮粥　白灼西蓝花　水煮蛋
	加 餐	豆浆1杯
☀	午 餐	紫米饭　虾仁小白菜炒豆腐　菠菜炖鸡汤　蚝油炒生菜
	加 餐	圣女果8个　酸奶250毫升
🌙	晚 餐	自制土豆泥　恺撒沙拉（少酱）（做法见右页）　香烤三文鱼（做法见右页） 柠檬水

非哺乳期瘦身饮食方案

🐾	早 餐	红豆杂粮粥　白灼西蓝花　水煮蛋
	加 餐	豆浆1杯
☀	午 餐	紫米饭　虾仁小白菜炒豆腐　蒜蓉菠菜　蚝油炒生菜
	加 餐	圣女果8个　酸奶150毫升
🌙	晚 餐	自制土豆泥　恺撒沙拉（少酱）　香烤三文鱼　柠檬水

你需要记录 ▶ 体重＿＿＿＿　腰围＿＿＿＿　臀围＿＿＿＿　胸围＿＿＿＿

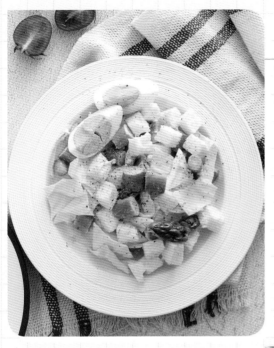

恺撒沙拉

吐司1~2片,罗马生菜1棵,水煮蛋半个,芦笋2根,帕玛森奶酪半块,柠檬汁、蛋黄酱、黑胡椒粉、橄榄油各适量。

1. 吐司去边,切成方丁;罗马生菜洗净,切片;芦笋洗净,切段,入开水焯烫至断生;帕玛森奶酪切条;水煮蛋切半。

2. 平底锅中倒入橄榄油,用小火将吐司方丁煎至呈金黄色;蛋黄酱和柠檬汁混合调匀成料汁。

3. 将吐司丁、生菜片、芦笋段混合放入沙拉碗中,倒入料汁,再放奶酪和水煮蛋,最后撒上黑胡椒粉即可。

香烤三文鱼

三文鱼150克,柠檬汁、盐、黑胡椒粉、橄榄油各适量。

1. 三文鱼洗净,用厨房纸擦干。

2. 三文鱼两面撒上盐和黑胡椒粉。

3. 烤盘上平铺锡纸,倒少许橄榄油抹匀,放上三文鱼。

4. 烤箱预热至180度,放入三文鱼,中层,烤8~10分钟。

5. 食用前在三文鱼表面淋上柠檬汁即可。

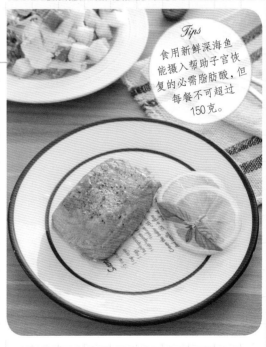

Tips 食用新鲜深海鱼能摄入帮助子宫恢复的必需脂肪酸,但每餐不可超过150克。

产后瘦身计划 | **低强度有氧运动有利于产后瘦身**

热身操 ▶ 快走/骑自行车30分钟 ▶ 拉伸操

第4天 休息日

哺乳期瘦身饮食方案

早 餐 | 红薯小米粥　凉拌海带丝　煎鸡蛋（平底锅少油）　咸味小花卷

加 餐 | 猕猴桃1个

午 餐 | 大虾意大利面（自制少油酱汁）（做法见右页）　甜豆蔬菜沙拉
罗宋汤（做法见右页）

加 餐 | 无糖酸奶250毫升

晚 餐 | 杂豆粥　肉末香菇炒豆腐　鸡汤煮小白菜　清炒豌豆苗

非哺乳期瘦身饮食方案

早 餐 | 红豆杂粮粥　凉拌海带丝　煎鸡蛋（平底锅无油）

加 餐 | 猕猴桃1个

午 餐 | 大虾意大利面（自制少油酱汁）　甜豆蔬菜沙拉

加 餐 | 无糖酸奶150毫升

晚 餐 | 杂豆粥　肉末香菇炒豆腐　黄瓜炒鸡片　清炒豌豆苗

你需要记录 ▶ 体重_____　腰围_____　臀围_____　胸围_____

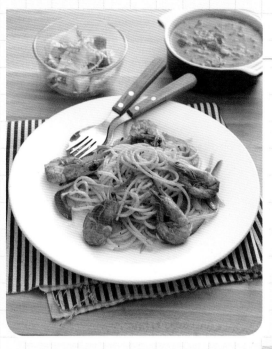

大虾意大利面

鲜虾5只，干意大利面25克，洋葱半个，蒜瓣、酱油、黄酒、盐、黑胡椒粉、植物油各适量。

1. 鲜虾挑去虾线，用黄酒腌制10分钟；洋葱洗净，切丝；意大利面煮熟备用。
2. 油锅烧热，下蒜瓣炸至金黄后取出，倒入鲜虾炒熟。
3. 放入洋葱丝一起翻炒，倒入酱油略煮，再放入提前煮熟的意大利面。
4. 出锅前加盐调味，撒上黑胡椒粉即可。

罗宋汤

番茄1个，胡萝卜半根，圆白菜100克，番茄酱、盐、黄油各适量。

1. 番茄、胡萝卜分别洗净，去皮切丁；圆白菜洗净，切丝。
2. 锅中放入黄油，中火加热，待黄油半熔后，放入番茄丁，炒出香味，加番茄酱。
3. 锅中倒水，放入胡萝卜丁，炖煮至胡萝卜绵软、汤汁浓稠。
4. 加入圆白菜丝，再小火煮10分钟，出锅前加盐调味即可。

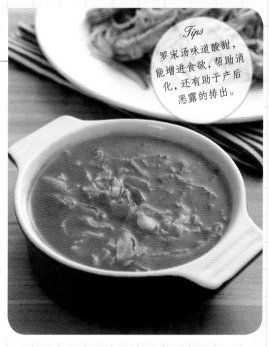

Tips
罗宋汤味道酸甜，能增进食欲，帮助消化，还有助于产后恶露的排出。

第5天 训练日

哺乳期瘦身饮食方案

🌅 早餐	亚麻籽豆浆　玉米面发糕　蛤蜊蒸鸡蛋（做法见右页） 小白菜拌虾皮
加餐	草莓8颗
☀ 午餐	二米饭　荷塘小炒　番茄龙利鱼汤　炒双笋（莴笋和竹笋）
加餐	核桃3颗
🌙 晚餐	蒸芋头　白灼大虾（蘸酱油汁）　蒜蓉粉丝蒸娃娃菜（做法见右页） 鸡肉黄豆芽汤
运动后 加餐	酸奶250毫升

非哺乳期瘦身饮食方案

🌅 早餐	亚麻籽豆浆　玉米面发糕　蛤蜊蒸鸡蛋　小白菜拌虾皮
加餐	草莓8颗
☀ 午餐	二米饭　荷塘小炒　番茄龙利鱼汤　炒双笋（莴笋和竹笋）
加餐	核桃3颗
🌙 晚餐	蒸芋头　白灼大虾（蘸酱油汁）　蒜蓉粉丝蒸娃娃菜　鸡蛋炒菠菜
运动后 加餐	酸奶150毫升

你需要记录 ▶ 体重_____　腰围_____　臀围_____　胸围_____

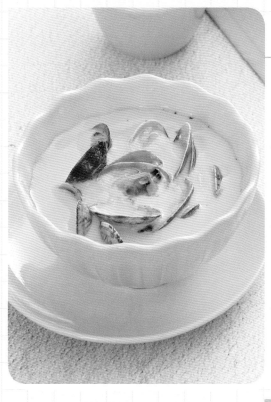

蛤蜊蒸鸡蛋

鸡蛋2个,蛤蜊50克,料酒、黑胡椒粉、盐、芝麻油各适量。

1. 蛤蜊提前一晚放淡盐水中吐尽沙子。
2. 蛤蜊清洗干净,入锅中加水炖煮至开口,蛤蜊捞出备用,蛤蜊汤备用。
3. 鸡蛋打散成蛋液,加适量蛤蜊汤(鸡蛋液:蛤蜊汤=1∶2)、盐、黑胡椒粉搅打均匀,淋入料酒、芝麻油,加入开口蛤蜊,盖上保鲜膜,上蒸锅大火蒸10分钟即可。

蒜蓉粉丝蒸娃娃菜

娃娃菜1颗,粉丝1小把,红椒碎、青椒碎、盐、酱油、蚝油、蒜蓉、植物油各适量。

1. 粉丝放入碗中,倒入开水,约半分钟变软后捞起,沥干水分,倒入适量植物油拌松散。
2. 娃娃菜洗净,对半切开成6~8瓣,入开水焯烫10秒左右。
3. 蒸碗底部铺上粉丝,粉丝上放娃娃菜,再将蒜蓉均匀地加在娃娃菜上,入蒸锅蒸5分钟。
4. 所有调料兑入小碗调成味汁,炒锅倒少许油加热,煸炒红椒碎和青椒碎,倒入味汁煮开。
5. 取出娃娃菜碗,均匀浇上味汁即可。

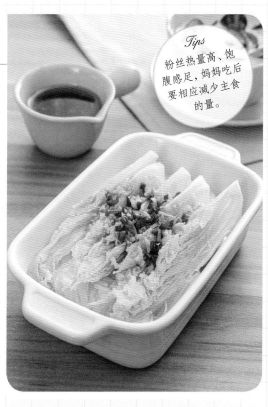

Tips
粉丝热量高、饱腹感足,妈妈吃后要相应减少主食的量。

上半身训练，加强上肢力量

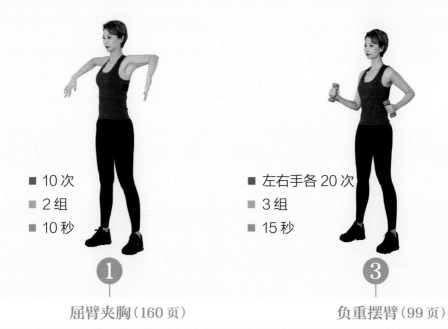

- 10 次
- 2 组
- 10 秒

❶

屈臂夹胸（160 页）

- 左右手各 20 次
- 3 组
- 15 秒

❸

负重摆臂（99 页）

开始 　　**热身**　　▶　　**抗阻（上肢力量）**

肩背环绕（44 页）　　　　　　　　二头弯举（96 页）

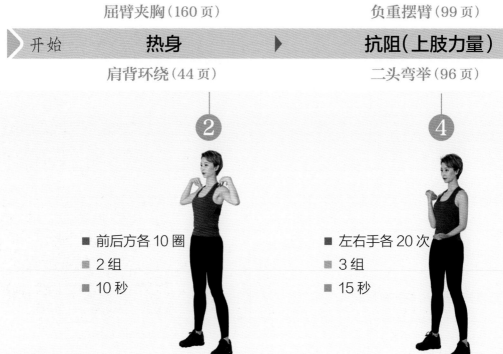

❷

- 前后方各 10 圈
- 2 组
- 10 秒

❹

- 左右手各 20 次
- 3 组
- 15 秒

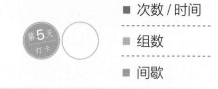

- 次数 / 时间
- 组数
- 间歇

第5天 打卡

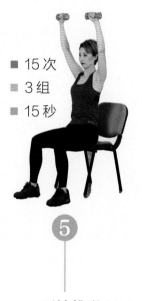

- 15 次
- 3 组
- 15 秒

⑤

哑铃推举（103 页）

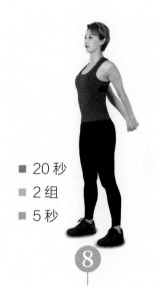

- 20 秒
- 2 组
- 5 秒

⑧

手臂向后拉伸（161 页）

抗阻（上肢力量） ▶ **有氧** ▶ **拉伸** 结束

颈后臂屈伸（97 页）　　　快走 / 骑自行车　　　肩颈拉伸 3（108 页）

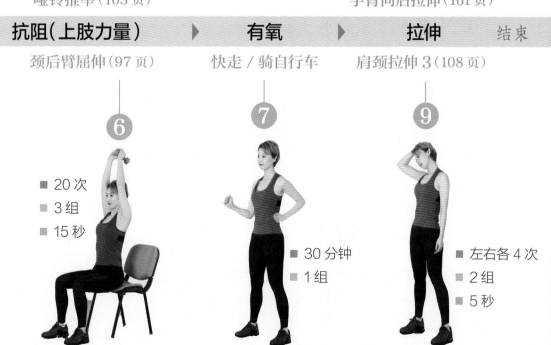

⑥
- 20 次
- 3 组
- 15 秒

⑦
- 30 分钟
- 1 组

⑨
- 左右各 4 次
- 2 组
- 5 秒

第6天 训练日

哺乳期瘦身饮食方案

	早　餐	红豆莲子紫米粥　西葫芦鸡蛋饼（做法见右页）
	加　餐	牛奶炖木瓜200克
	午　餐	煮玉米　清炒荷兰豆　白萝卜牛肉汤　西芹百合
	加　餐	巴旦木6颗
	晚　餐	亚麻籽南瓜粥　草菇炒虾仁　豆腐皮拌豆芽　冬瓜蛤蜊汤（做法见右页）
	运动后 加　餐	酸奶250毫升

非哺乳期瘦身饮食方案

	早　餐	红豆莲子紫米粥　西葫芦鸡蛋饼
	加　餐	牛奶150毫升
	午　餐	煮玉米　清炒荷兰豆　白萝卜牛肉汤　西芹百合
	加　餐	巴旦木6颗
	晚　餐	亚麻籽南瓜粥　草菇炒虾仁　豆腐皮拌豆芽　蚝油炒生菜
	运动后 加　餐	酸奶150毫升

你需要记录 ▶　体重_____　腰围_____　臀围_____　胸围_____

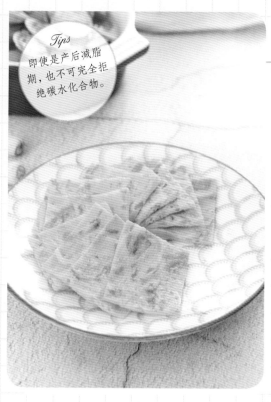

西葫芦鸡蛋饼

西葫芦1个，鸡蛋2个，面粉、盐、植物油各适量。

1. 鸡蛋打散成蛋液，加盐搅匀；西葫芦洗净，切丝。

2. 西葫芦丝放进蛋液里，加面粉搅拌均匀，如果面糊稀了就加适量面粉，如果稠了就加一个鸡蛋。

3. 油锅烧热，倒入适量面糊，煎至两面金黄即可盛盘。

冬瓜蛤蜊汤

冬瓜100克，青菜、蛤蜊各50克，盐适量。

1. 蛤蜊提前一晚放淡盐水中吐尽沙子。

2. 蛤蜊清洗干净，入锅中加水煮至开口，捞出备用；冬瓜去皮、去瓤洗净，切片；青菜洗净，切段。

3. 锅中放入冬瓜片，加适量水大火烧开。

4. 加入开口蛤蜊、青菜段，煮熟后加盐调味即可。

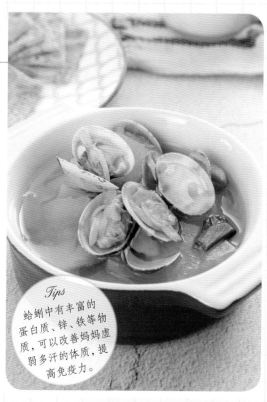

产后瘦身计划
加强臀部训练

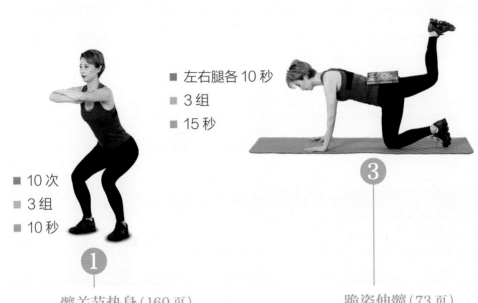

- 左右腿各 10 秒
- 3 组
- 15 秒

- 10 次
- 3 组
- 10 秒

③

①

髋关节热身（160 页）　　　　　　　　跪姿伸髋（73 页）

开始　　**热身**　　▶　　**抗阻（臀部）**

骨盆底肌训练（83 页）　　　　　　　臀部训练初级（72 页）

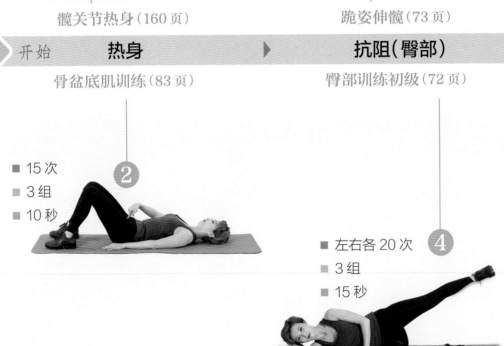

- 15 次
- 3 组
- 10 秒

②

- 左右各 20 次
- 3 组
- 15 秒

④

第6天
打卡

■ 次数 / 时间

■ 组数

■ 间歇

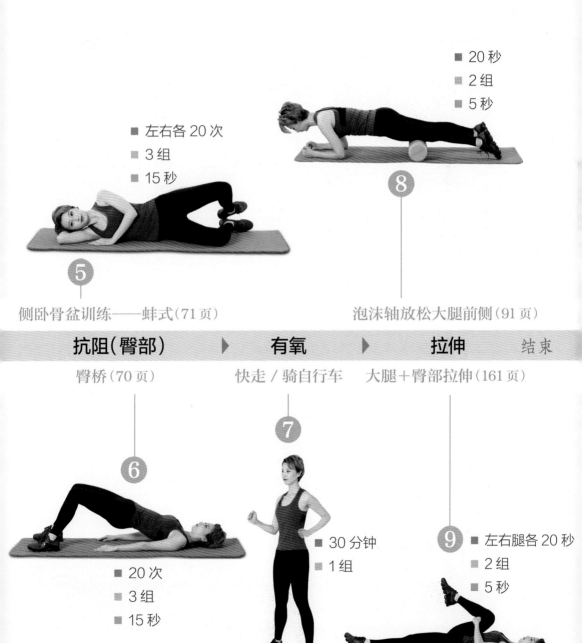

■ 20 秒
■ 2 组
■ 5 秒

■ 左右各 20 次
■ 3 组
■ 15 秒

⑤

⑧

侧卧骨盆训练——蚌式（71 页）

泡沫轴放松大腿前侧（91 页）

抗阻（臀部）	▶	有氧	▶	拉伸	结束
臀桥（70 页）		快走／骑自行车		大腿＋臀部拉伸（161 页）	

⑥

⑦

⑨

■ 20 次
■ 3 组
■ 15 秒

■ 30 分钟
■ 1 组

■ 左右腿各 20 秒
■ 2 组
■ 5 秒

第7天 休息日

哺乳期瘦身饮食方案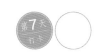

🍱 **早 餐**	亚麻籽全麦面包　牛奶　煎鸡蛋（平底锅少油）　酱鸭肝
加 餐	苹果1个
☀ **午 餐**	糙米饭　芹菜炒香干（豆腐干）　香菇炖鸡汤　清炒芥蓝
加 餐	无糖酸奶250毫升
🌙 **晚 餐**	杂豆粥　清蒸鲈鱼（做法见右页）　番茄菜花（做法见右页）　海带豆腐汤

非哺乳期瘦身饮食方案

🍱 **早 餐**	亚麻籽全麦面包　牛奶　煎鸡蛋（平底锅少油）　酱鸭肝
加 餐	苹果1个
☀ **午 餐**	糙米饭　芹菜炒香干（豆腐干）　香菇炖鸡汤
加 餐	无糖酸奶150毫升
🌙 **晚 餐**	杂豆粥　清蒸鲈鱼　番茄菜花　清炒芥蓝

你需要记录 ▶ 体重＿＿＿＿＿　腰围＿＿＿＿＿　臀围＿＿＿＿＿　胸围＿＿＿＿＿

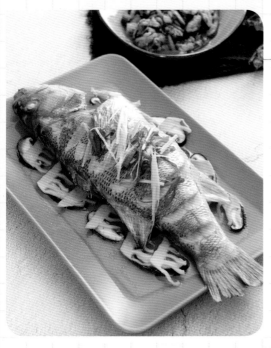

清蒸鲈鱼

鲈鱼1条,香菇4个,笋片30克,盐、料酒、姜丝、葱丝各适量。

1. 鲈鱼处理干净,鱼身两面横切几刀,加盐腌制,放入蒸盘中。
2. 香菇洗净,切片,与笋片一同码在鱼身两侧,将姜丝、葱丝放入鱼盘,加料酒。
3. 锅中加适量水,大火烧开,放入蒸屉、鱼盘,大火蒸8~10分钟,鱼熟后取出,食用时挑去葱丝、姜丝即可。

番茄菜花

番茄2个,菜花200克,植物油、盐各适量。

1. 番茄洗净,切块;菜花洗净,掰成小朵。
2. 菜花入开水焯烫1分钟,捞出过凉水,沥干。
3. 油锅烧热,放入菜花、番茄块,翻炒至番茄出汁,大火收汁,加盐调味即可。

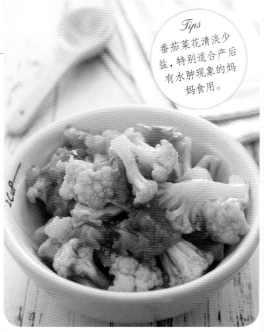

Tips
番茄菜花清淡少盐,特别适合产后有水肿现象的妈妈食用。

产后瘦身
计　划　| 产后运动兼顾休息恢复

第8天 训练日

哺乳期瘦身饮食方案

早 餐	牛奶 全麦三明治（夹奶酪、牛肉、生菜）
加 餐	猕猴桃1个
午 餐	米饭 时蔬排骨汤（做法见右页） 蒜蓉西蓝花 菠菜炒鸡蛋
加 餐	核桃3个
晚 餐	煮玉米 鸡肉豆腐汤 虾皮炒小白菜 蒜蓉空心菜
运动后加餐	酸奶250毫升

非哺乳期瘦身饮食方案

早 餐	牛奶 全麦三明治（夹奶酪、牛肉、生菜）
加 餐	猕猴桃1个
午 餐	米饭 酱鸭肝 蒜蓉西蓝花 菠菜炒鸡蛋
加 餐	核桃3个
晚 餐	胡萝卜炒鸡肉豆腐丁（做法见右页） 虾皮炒小白菜 蒜蓉空心菜
运动后加餐	酸奶150毫升

你需要记录 ▶ 体重_____ 腰围_____ 臀围_____ 胸围_____

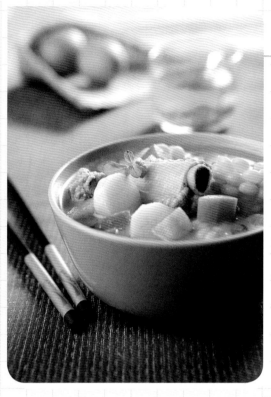

时蔬排骨汤

排骨200克，玉米1根，山药半根，胡萝卜丁、姜片、盐各适量。

1. 排骨洗净，斩段，入冷水锅，大火煮出沫，捞出洗净，沥干；玉米洗净，切段；山药去皮，洗净切片。
2. 锅中加适量水，放入排骨、玉米、姜片，大火烧开，转小火熬至排骨熟烂，放入山药片、胡萝卜丁煮熟，加盐调味即可。

胡萝卜炒鸡肉豆腐丁

胡萝卜半根，鸡胸肉250克，豆腐1块，姜末、蒜蓉、盐、植物油各适量。

1. 鸡胸肉洗净，切丁，加盐腌制半小时；胡萝卜洗净，去皮切丁；豆腐洗净，切丁。
2. 油锅烧热，下姜末和蒜蓉爆香，放入胡萝卜丁翻炒，炒软后盛起待用。
3. 锅中留底油，放入豆腐丁翻炒，半熟时盛起。
4. 另起油锅，放入腌好的鸡肉丁，炒至变色，再放入炒过的胡萝卜丁和豆腐丁，翻炒至熟，最后加盐调味即可。

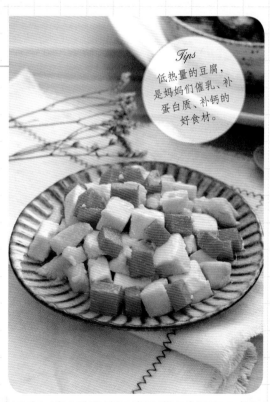

Tips
低热量的豆腐，是妈妈们催乳、补蛋白质、补钙的好食材。

增强下肢力量，加强腿部锻炼

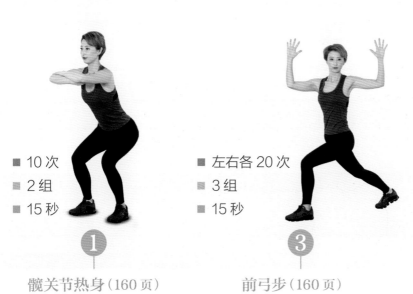

- 10 次
- 2 组
- 15 秒

①

髋关节热身（160 页）

- 左右各 20 次
- 3 组
- 15 秒

③

前弓步（160 页）

| 开始 | 热身 | | 抗阻（下肢力量） |

骨盆底肌训练（83 页）

空中自行车（87 页）

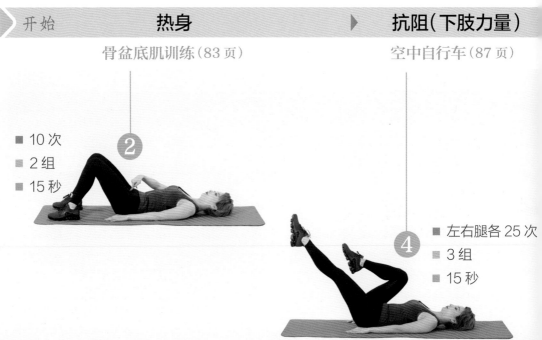

- 10 次
- 2 组
- 15 秒

②

- 左右腿各 25 次
- 3 组
- 15 秒

④

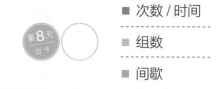

- ■ 次数 / 时间
- ▦ 组数
- ▥ 间歇

第8天
打卡

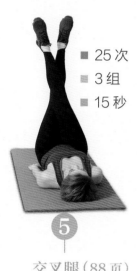

- ■ 25 次
- ▦ 3 组
- ▥ 15 秒

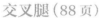

5

交叉腿（88 页）

- ■ 左右腿各 20 秒
- ▦ 2 组
- ▥ 5 秒

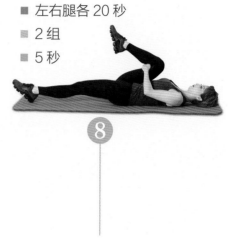

8

大腿＋臀部拉伸（161页）

抗阻（下肢力量） ▶ 有氧 ▶ 拉伸 结束

大腿内侧中级（89 页）　　　快走 / 骑自行车　　泡沫轴放松大腿前侧（91页）

6

7

- ■ 左右各 20 次
- ▦ 3 组
- ▥ 10 秒

- ■ 30 分钟
- ▦ 1 组

9

- ■ 20 秒
- ▦ 2 组
- ▥ 5 秒

第9天 训练日

哺乳期瘦身饮食方案

早 餐	红豆牛奶汤　时蔬鸡蛋面饼	
加 餐	蓝莓10颗	
午 餐	糙米饭　蘑菇炒肉片　薏米莲子鲫鱼汤（做法见右页）　蒜蓉生菜	
加 餐	巴旦木6颗	
晚 餐	蒸山药红薯　西芹百合　香菇炖鸡腿（去皮）（做法见右页）紫菜豆腐汤	
运动后加 餐	香蕉半根	

非哺乳期瘦身饮食方案

早 餐	红豆紫米粥　时蔬鸡蛋面饼	
加 餐	蓝莓10颗	
午 餐	糙米饭　蘑菇炒肉片　清蒸鲈鱼　蒜蓉生菜	
加 餐	巴旦木6颗	
晚 餐	西芹百合　番茄炒鸡蛋　香菇炖鸡腿（去皮）	
运动后加 餐	香蕉半根	

你需要记录 ▶ 体重_____　腰围_____　臀围_____　胸围_____

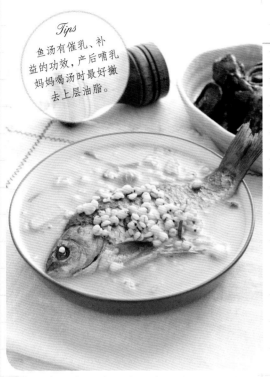

薏米莲子鲫鱼汤

鲫鱼1条，薏米100克，莲子10颗，葱段、姜片、盐、料酒、植物油各适量。

1. 薏米和莲子分别洗净，提前用清水浸泡3小时；鲫鱼去内脏洗净，备用。

2. 油锅烧热，将鲫鱼放入，中火煎至两面金黄，加入葱段、姜片和料酒，继续煎1分钟左右。

3. 转大火加入开水，倒入薏米和莲子，5分钟后加盐，转中火继续煮30分钟即可。

香菇炖鸡腿

鸡腿2个，干香菇6个，盐、姜片、酱油、植物油各适量。

1. 干香菇提前泡发；鸡腿洗净去皮，用刀在鸡腿上划几刀。

2. 油锅烧热，放入姜片、香菇炒香，放入鸡腿，然后放入盐和酱油炒匀。

3. 倒入开水（水量没过鸡腿），盖上锅盖，炖煮30分钟左右即可。

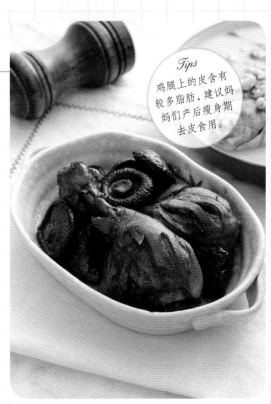

产后瘦身计划
增强背部肌肉力量

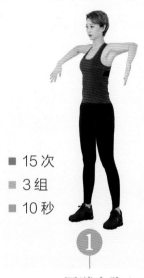

- 15 次
- 3 组
- 10 秒

①

屈臂夹胸（160 页）

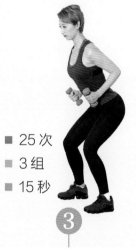

- 25 次
- 3 组
- 15 秒

③

哑铃俯身划船（113 页）

▷ 开始　　**热身**　　▶　　**抗阻（上下肢力量）**

肩背环绕（44 页）　　　　　弹力带坐姿划船（112 页）

②

- 前后方各 15 圈
- 3 组
- 10 秒

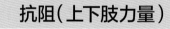

- 25 次
- 3 组
- 15 秒

④

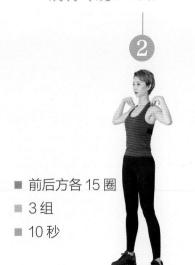

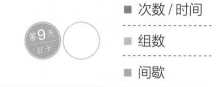

■ 次数 / 时间

■ 组数

■ 间歇

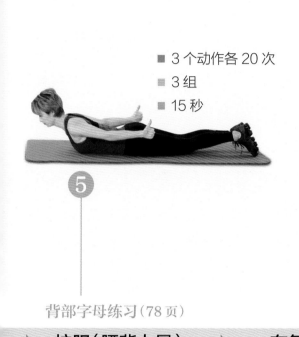

■ 3 个动作各 20 次

■ 3 组

■ 15 秒

⑤

背部字母练习（78 页）

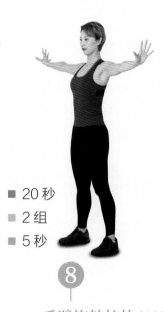

■ 20 秒

■ 2 组

■ 5 秒

⑧

手臂旋转拉伸（160 页）

▶ **抗阻（腰背力量）** ▶ **有氧** ▶ **拉伸** 结束

背部飞燕 1（76 页）　　　快走 / 骑自行车　　　手臂向后拉伸（161 页）

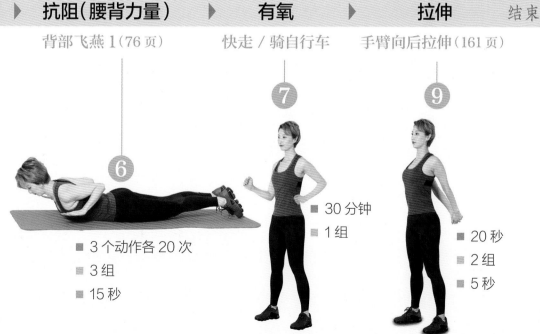

⑥

■ 3 个动作各 20 次

■ 3 组

■ 15 秒

⑦

30 分钟

1 组

⑨

■ 20 秒

■ 2 组

■ 5 秒

第10天 有氧日

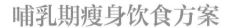

哺乳期瘦身饮食方案

早 餐	山药牛奶燕麦粥　菠菜碎蒸鸡蛋羹	
加 餐	圣女果8颗	
午 餐	紫米饭　粉丝虾皮蒸南瓜（做法见右页）　香菇芦笋煎三文鱼 紫菜蛋花汤	
加 餐	黑豆豆浆1杯	
晚 餐	蒸红薯　什锦烧豆腐　虫草花鸡丝汤　清炒西蓝花	

非哺乳期瘦身饮食方案

早 餐	山药牛奶燕麦粥　菠菜碎蒸鸡蛋羹	
加 餐	圣女果8颗	
午 餐	紫米饭　粉丝虾皮蒸南瓜　香菇芦笋煎三文鱼　炒合菜（做法见右页）	
加 餐	黑豆豆浆1杯	
晚 餐	什锦烧豆腐　红烧鸡翅根　清炒西蓝花	

你需要记录 ▶ 体重_____　腰围_____　臀围_____　胸围_____

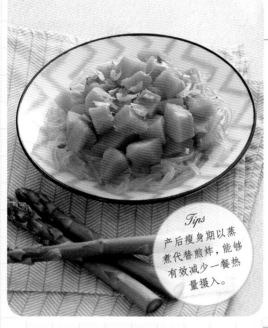

粉丝虾皮蒸南瓜

小南瓜1个,粉丝1把,虾皮1小把,蒸鱼豉油、盐各适量。

1. 粉丝提前泡软;小南瓜去皮、去瓤,洗净,切成小方丁。

2. 粉丝和南瓜分别加盐拌匀,粉丝铺在盘底,放上南瓜丁,表面撒上虾皮,上蒸锅蒸熟。

3. 出锅后均匀滴上蒸鱼豉油即可。

Tips
产后瘦身期以蒸煮代替煎炸,能够有效减少一餐热量摄入。

炒合菜

绿豆芽、菠菜、粉丝、猪肉丝各50克,葱段、料酒、酱油、盐、植物油各适量。

1. 猪肉丝洗净,用料酒和盐腌制半小时;粉丝提前泡软;绿豆芽、菠菜分别洗净。

2. 油锅烧热,下葱段爆香,捞出后放入猪肉丝,炒至变色。

3. 放入绿豆芽炒至半透明,放入粉丝和菠菜翻炒。

4. 出锅前加酱油和盐调味即可。

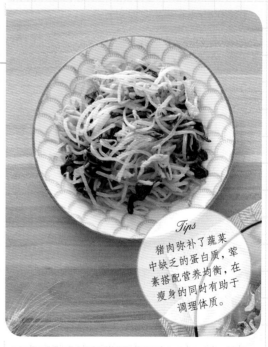

Tips
猪肉弥补了蔬菜中缺乏的蛋白质,荤素搭配营养均衡,在瘦身的同时有助于调理体质。

产后瘦身 计 划	以快走为主的有氧锻炼
	热身操 ▶ 快走/骑自行车30分钟 ▶ 拉伸操

第11天 休息日

哺乳期瘦身饮食方案

🍴 早 餐	牛奶 全麦面包 煎鸡蛋（平底锅少油）
加 餐	苹果1个
☀ 午 餐	煮玉米 凉拌莴笋丝（做法见右页） 白萝卜胡萝卜羊肉汤（做法见右页） 木耳炒鸡蛋
加 餐	无糖酸奶250毫升
🌙 晚 餐	杂豆粥 蘑菇虫草花汤 小白菜炒虾仁 清炒油麦菜

非哺乳期瘦身饮食方案

🍴 早 餐	牛奶 全麦面包 煎鸡蛋（平底锅少油）
加 餐	苹果1个
☀ 午 餐	煮玉米 凉拌莴笋丝 白萝卜胡萝卜羊肉汤 木耳炒鸡蛋
加 餐	无糖酸奶150毫升
🌙 晚 餐	蘑菇炒鸡肉片 小白菜炒虾仁 清炒油麦菜

你需要记录 ▶ 体重_____ 腰围_____ 臀围_____ 胸围_____

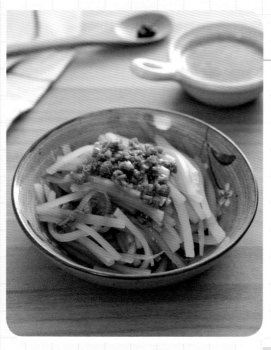

凉拌莴笋丝

莴笋1根，蒜蓉、盐、酱油、醋、芝麻油、
植物油各适量。

1. 莴笋洗净，去皮切丝。
2. 锅中烧水，加少量盐，把莴笋丝放入焯
   烫10秒，捞出过凉水，沥干。
3. 油锅烧热，下蒜蓉爆香，加酱油和盐，
   炒出香味，最后加一点醋。
4. 酱汁放凉后淋在莴笋丝上，加芝麻油
   拌匀即可。

白萝卜胡萝卜羊肉汤

羊腿肉300克，白萝卜、胡萝卜各半根，
葱段、姜片、料酒、黑胡椒粉、盐各适量。

1. 白萝卜、胡萝卜分别洗净，去皮切块。
2. 羊腿肉洗净，下冷水锅，倒适量料酒，
   大火煮出血沫，捞出洗净。
3. 砂锅中放适量水，下葱段、姜片煮开，
   放入羊腿肉煮1小时。
4. 放入白萝卜块和胡萝卜块，用小火炖
   煮30分钟左右，加黑胡椒粉和盐调味
   即可。

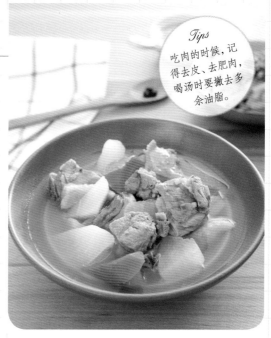

Tips
吃肉的时候，记
得去皮、去肥肉，
喝汤时要撇去多
余油脂。

产后瘦身
计　　划 | 调养身体，注重恢复

第12天 训练日

哺乳期瘦身饮食方案

早　餐	亚麻籽豆浆　小米面鸡蛋煎饼（少酱，不要加薄脆）
加　餐	草莓8颗
午　餐	二米饭　麦香鸡丁（做法见右页）　炒红薯叶　菠菜拌海蜇
加　餐	核桃3颗
晚　餐	蒸芋头　白灼大虾（蘸酱油汁）（做法见右页）　蒜蓉粉丝蒸娃娃菜　鸭血木耳汤
运动后加餐	酸奶250毫升

非哺乳期瘦身饮食方案

早　餐	亚麻籽豆浆　小米面鸡蛋煎饼（少酱，不要加薄脆）
加　餐	草莓8颗
午　餐	二米饭　麦香鸡丁　炒红薯叶　菠菜拌海蜇
加　餐	核桃3颗
晚　餐	白灼大虾（蘸酱油汁）　蒜蓉粉丝蒸娃娃菜　鸭血炒豆腐
运动后加餐	酸奶150毫升

你需要记录 ▶ 体重_____ 腰围_____ 臀围_____ 胸围_____

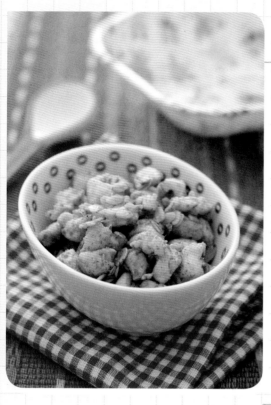

麦香鸡丁

鸡胸肉150克,燕麦片50克,植物油、盐、花椒粉、水淀粉各适量。

1. 鸡胸肉洗净,切丁,用盐、水淀粉腌制10分钟。

2. 油锅烧热,放入鸡丁炒至变色,盛出。

3. 锅中留底油,放入燕麦片,炸至金黄色,捞出沥油。

4. 锅中留底油,放入鸡丁、燕麦片翻炒,出锅前加花椒粉、盐调味即可。

白灼大虾

鲜虾200克,姜2片,葱2根,料酒适量。

1. 鲜虾洗净,挑去虾线,剪去须脚。

2. 锅中倒适量水煮开,加料酒、姜片和葱,放入处理好的鲜虾。

3. 中火煮3分钟左右,捞出沥干水分即可。

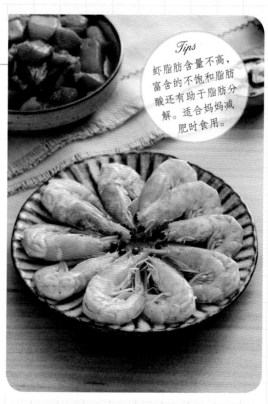

Tips
虾脂肪含量不高,富含的不饱和脂肪酸还有助于脂肪分解。适合妈妈减肥时食用。

产后瘦身计划

练出产后翘臀美腿

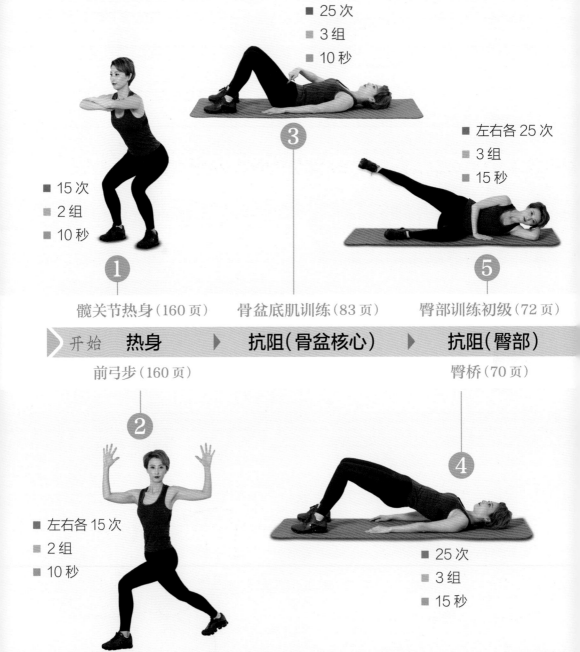

■ 25 次
■ 3 组
■ 10 秒

■ 左右各 25 次
■ 3 组
■ 15 秒

■ 15 次
■ 2 组
■ 10 秒

①

③

⑤

髋关节热身（160 页）　　骨盆底肌训练（83 页）　　臀部训练初级（72 页）

| 开始 | **热身** | ▶ | **抗阻（骨盆核心）** | ▶ | **抗阻（臀部）** |

前弓步（160 页）　　　　　　　　　　　　　　臀桥（70 页）

②

④

■ 左右各 15 次
■ 2 组
■ 10 秒

■ 25 次
■ 3 组
■ 15 秒

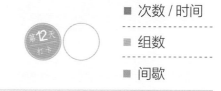

第12天 打卡

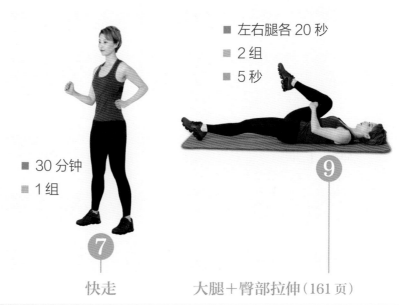

- 左右腿各 20 秒
- 2 组
- 5 秒

- 30 分钟
- 1 组

⑦

⑨

快走

大腿＋臀部拉伸（161 页）

| 抗阻（腿部） | ▶ | 有氧 | ▶ | 拉伸 | 结束 |

大腿内侧中级（89页）

泡沫轴放松大腿前侧（91 页）

⑧

- 左右各 25 次
- 3 组
- 15 秒

⑥

- 20 秒
- 2 组
- 5 秒

第13天 训练日

哺乳期瘦身饮食方案

🍳 早 餐	糙米燕麦南瓜粥　煎鸡蛋（平底锅少油）　凉拌海带丝
加 餐	牛奶炖木瓜200克
☀ 午 餐	煮玉米　蒜蓉茄子　莲藕山药牛肉汤（做法见右页）　清炒豆芽
加 餐	巴旦木6颗
🌙 晚 餐	杂粮饭　干锅茶树菇（做法见右页）　蒜蓉茼蒿　豆腐鲫鱼汤
运动后 加 餐	酸奶250毫升

非哺乳期瘦身饮食方案

🍳 早 餐	糙米燕麦南瓜粥　煎鸡蛋（平底锅少油）　凉拌海带丝
加 餐	牛奶炖木瓜200克
☀ 午 餐	煮玉米　蒜蓉茄子　番茄牛肉　清炒豆芽
加 餐	巴旦木6颗
🌙 晚 餐	干锅茶树菇　蒜蓉茼蒿　番茄龙利鱼汤
运动后 加 餐	酸奶150毫升

你需要记录 ▶ 体重_____　腰围_____　臀围_____　胸围_____

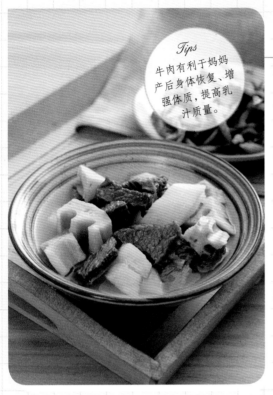

莲藕山药牛肉汤

牛肉200克,莲藕、山药各100克,姜片、盐各适量。

1. 牛肉洗净,切块,入冷水锅,大火煮出血沫,捞出洗净,沥干。
2. 莲藕、山药分别去皮,洗净切块。
3. 将牛肉块、莲藕块、山药块、姜片放入锅中,加适量水大火烧开。
4. 转小火将食材慢慢煲熟,出锅前加盐调味即可。

干锅茶树菇

鸡肉、茶树菇各150克,青椒1个,姜片、蒜蓉、酱油、盐、植物油各适量。

1. 鸡肉洗净,切片;茶树菇洗净;青椒去籽,洗净切丝。
2. 油锅烧热,放入鸡肉翻炒,加生抽翻炒片刻,盛出鸡肉。
3. 锅中留底油,下姜片、蒜蓉炒香,放入茶树菇、盐翻炒,至茶树菇变干,放入鸡肉、青椒丝,翻炒至食材全熟即可。

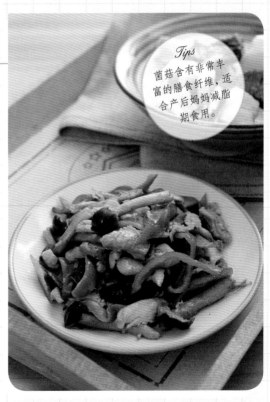

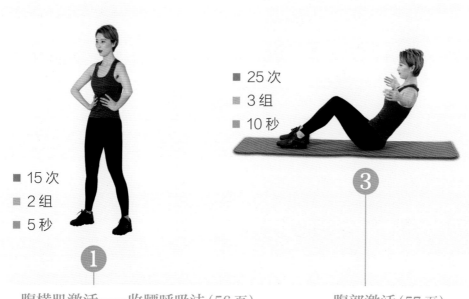

产后瘦身计划

加强核心训练，修复腹直肌

■ 25 次
■ 3 组
■ 10 秒

③

■ 15 次
■ 2 组
■ 5 秒

①

腹横肌激活——收腰呼吸法（56 页）　　　腹部激活（57 页）

| 开始 | 热身 | ▶ | 抗阻（腰腹力量） |

骨盆底肌训练（83 页）　　　四点支撑中级（61 页）

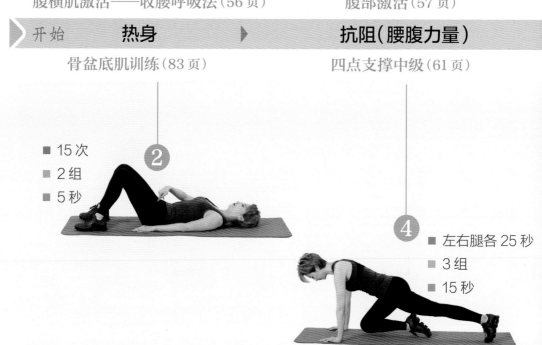

■ 15 次
■ 2 组
■ 5 秒

②

④

■ 左右腿各 25 秒
■ 3 组
■ 15 秒

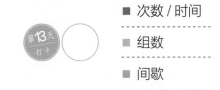

■ 次数 / 时间

▦ 组数

■ 间歇

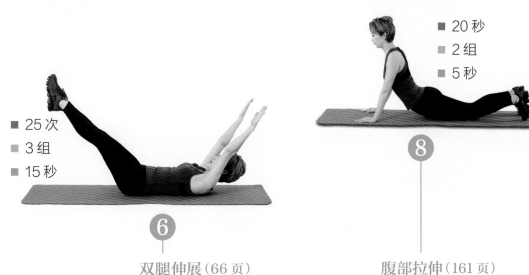

■ 20 秒
▦ 2 组
■ 5 秒

■ 25 次
▦ 3 组
■ 15 秒

⑥

⑧

双腿伸展（66 页）

腹部拉伸（161 页）

▶ 抗阻（上下肢力量） ▶ 有氧 ▶ 拉伸 结束

100 拍（62 页）

快走 / 骑自行车

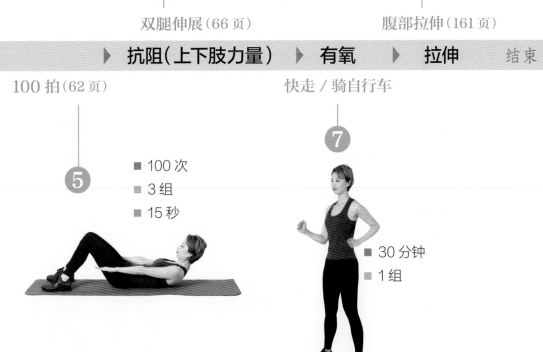

⑤

⑦

■ 100 次
▦ 3 组
■ 15 秒

■ 30 分钟
▦ 1 组

第14天 有氧日

哺乳期瘦身饮食方案

🔲 早 餐	鸡肝菠菜粥　水煮蛋1个
加 餐	苹果1个
🔲 午 餐	糙米饭　上汤娃娃菜　番茄菜花　山药胡萝卜羊肉汤
加 餐	牛奶200毫升
🌙 晚 餐	杂豆粥　白灼菜心　白灼大虾（蘸酱油汁）　紫菜蛤蜊汤（做法见右页）

非哺乳期瘦身饮食方案

🔲 早 餐	鸡肝菠菜粥　水煮蛋1个
加 餐	苹果1个
🔲 午 餐	糙米饭　上汤娃娃菜　番茄菜花　胡萝卜炒牛肉
加 餐	牛奶200毫升
🌙 晚 餐	荷塘小炒（做法见右页）　蒜蓉油麦菜　白灼大虾（蘸酱油汁）

你需要记录 ▶ 体重_____　腰围_____　臀围_____　胸围_____

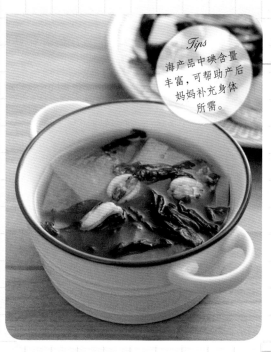

Tips
海产品中碘含量丰富，可帮助产后妈妈补充身体所需。

紫菜蛤蜊汤

紫菜、蛤蜊肉各50克，冬瓜100克，盐适量。

1. 紫菜泡发后洗净；冬瓜去皮、去瓤，洗净切片。
2. 锅中放入紫菜、冬瓜片和蛤蜊肉，加适量清水大火烧开，煮熟后加盐调味即可。

荷塘小炒

莲藕、山药、胡萝卜、荷兰豆各50克，干黑木耳、盐、水淀粉、植物油各适量。

1. 干黑木耳泡发，洗净；荷兰豆择洗干净；山药、莲藕、胡萝卜分别去皮，洗净切片；水淀粉加盐调成芡汁。
2. 胡萝卜片、荷兰豆、木耳、莲藕片、山药片分别入开水焯烫至断生，捞出沥干。
3. 油锅烧热，放入断生后的食材翻炒出香味，出锅前浇入芡汁勾芡即可。

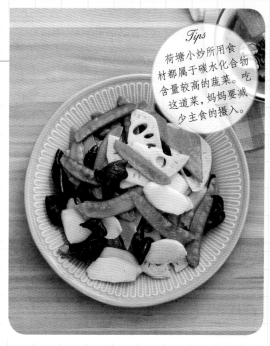

Tips
荷塘小炒所用食材都属于碳水化合物含量较高的蔬菜。吃这道菜，妈妈要减少主食的摄入。

产后瘦身 计划 | **进行低强度、长时间的有氧运动**
热身操 ▶ 快走/骑自行车40分钟 ▶ 拉伸操

附录 运动前后必做的热身和拉伸动作

热身 ▶ 屈臂夹胸

站姿，双脚分开，与肩同宽，腰背挺直。双臂侧平举，向上屈小臂，使大臂与小臂的夹角呈90度，手心向前。向前转动大臂，在身前位置手心相对；还原，向下转动大臂，小臂向下。

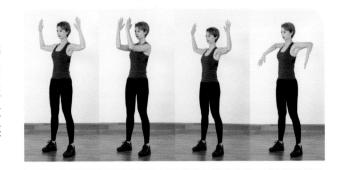

热身 ▶ 髋关节热身

站姿，双脚分开，与肩同宽，腰背挺直，双臂环抱在身前，下蹲身体后坐。

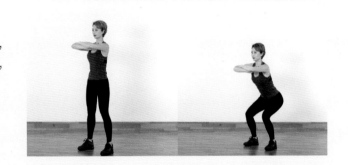

热身 ▶ 前弓步

两手叉腰，呈弓步，左腿在前，右腿向后伸直，重心在两腿之间。双臂侧平举，向上屈小臂，使大臂与小臂的夹角呈90度，十指分开，手心向前。身体向左侧扭转，还原，身体向右侧扭转。

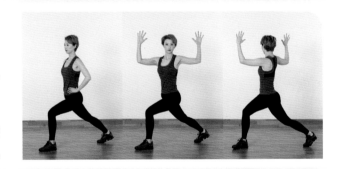

拉伸 ▶ 手臂旋转拉伸

站姿，双脚分开，与肩同宽，腰背挺直，手臂伸直侧平举，手掌张开，以手臂带动手掌，360度旋转。

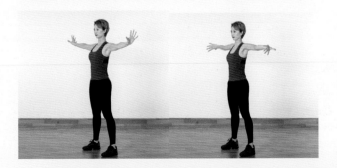

拉伸 ▶ 手臂向后拉伸

站姿，双脚分开，与肩同宽，腰背挺直，手臂置于身体后方，双手相握，向后拉伸手臂。

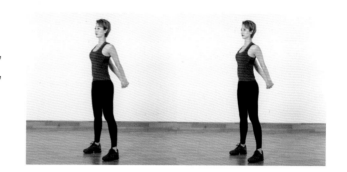

拉伸 ▶ 腹部拉伸

俯卧，双手置于身体两侧，手掌着地，靠手臂和腹部力量抬起上半身。

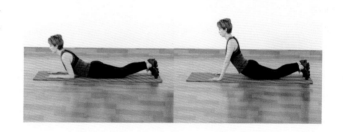

拉伸 ▶ 髋关节拉伸

跪立，将右腿向前迈，大腿与小腿的夹角呈90度。腰背挺直，双手交叠置于右腿膝关节处，向前拉伸身体。身体正对前方，髋部向下压，腰部绷紧。换腿做动作。

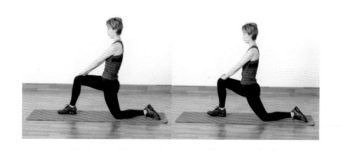

拉伸 ▶ 大腿 + 臀部拉伸

仰卧，双腿并拢伸直。屈右腿，双手抱住右大腿，尽量往下拉，使其贴近身体。交换腿，重复练习。

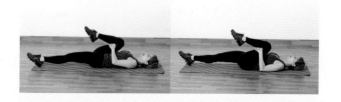